消化系统疾病诊疗与用药指导

主编 马 龙 等

吉林科学技术出版社

图书在版编目（CIP)数据

消化系统疾病诊疗与用药指导 / 马龙等主编. —— 长春：吉林科学技术出版社，2022.8
ISBN 978-7-5578-9695-9

Ⅰ．①消… Ⅱ．①马… Ⅲ．①消化系统疾病－诊疗②消化系统疾病－用药法 Ⅳ．①R57

中国版本图书馆 CIP 数据核字(2022)第 177615 号

消化系统疾病诊疗与用药指导

主　　编　马　龙等
出 版 人　宛　霞
责任编辑　刘建民
封面设计　张　萌
幅面尺寸　185mm×260mm
字　　数　140 千字
印　　张　6
印　　数　1-1500 册
版　　次　2022年8月第1版
印　　次　2023年3月第1次印刷

出　　版　吉林科学技术出版社
发　　行　吉林科学技术出版社
地　　址　长春市福祉大路5788号
邮　　编　130118
发行部电话/传真　0431-81629529 81629530 81629531
　　　　　　　　　　　　81629532 81629533 81629534
储运部电话　0431-86059116
编辑部电话　0431-81629518
印　　刷　三河市嵩川印刷有限公司

书　　号　ISBN 978-7-5578-9695-9
定　　价　35.00元

版权所有　翻印必究　举报电话：0431-81629508

编 委 会

主　编:马　龙　李文祥　孟宪红　黄　迪
　　　　张　亮　席利力　王灵燕　曲思澄
副主编:陈　莹　白阿茹娜　张丽艳　刘　飞　王　静
　　　　张　兴　李爱萍　万　超　程建国　都　诚
编　委:(按照姓氏笔画)
　　　　万　超　　中国人民解放军联勤保障部队第九六七医院
　　　　马　龙　　滨州市人民医院
　　　　王灵燕　　盘锦市人民医院
　　　　王　颖　　中国人民解放军联勤保障部队第九八四医院
　　　　王　静　　中国人民解放军联勤保障部队第九二二医院
　　　　仪孝臣　　牡丹江医学院第二附属医院
　　　　白阿茹娜　锡林郭勒盟蒙医医院
　　　　曲思澄　　中国人民解放军北部战区总医院
　　　　朱　芸　　济南市槐荫人民医院
　　　　任庆涛　　枣庄市立医院
　　　　刘　飞　　新疆维吾尔自治区中医医院
　　　　李爱萍　　兵器工业五二一医院
　　　　李文祥　　广饶县人民医院
　　　　宋　倩　　合江县中医医院
　　　　张　兴　　中国人民解放军北部战区总医院
　　　　张丽艳　　中国人民解放军总医院第五医学中心
　　　　张　亮　　清华大学第一附属医院(北京华信医院)
　　　　张蓓蓓　　哈尔滨医科大学附属肿瘤医院
　　　　陈　莹　　泰山护理职业学院
　　　　陈　媛　　哈尔滨医科大学附属第一医院
　　　　陈慧群　　中国人民解放军联勤保障部队第九六七医院
　　　　林栋雷　　中国人民解放军总医院第三医学中心
　　　　孟宪红　　哈尔滨医科大学附属第四医院
　　　　都　诚　　威海市立医院
　　　　席利力　　新疆医科大学第一附属医院
　　　　黄　迪　　枣庄市立医院
　　　　韩　翰　　哈尔滨医科大学附属第二医院
　　　　程建国　　中国人民解放军中部战区总医院(汉口院区)
　　　　谢　静　　中国人民解放军西部战区总医院

前　言

　　消化系统疾病在临床中十分常见,且与全身性疾病关系密切。消化系统疾病不仅仅是消化道内的疾病,还会引起一些全身表现。消化系统疾病或起病急骤,病情凶险,或病程迁延,并发症多,临床医务人员需要迅速查清病因,明确诊断,及时治疗,有效预防并发症的发生。近年来,随着医学科技的不断创新、新药物的不断研发以及治疗方法的不断开拓,尤其是消化内镜微创诊疗的蓬勃发展,消化系统疾病的诊疗技术也取得了突飞猛进的发展。临床医师需要不断学习、吸收现代医学的先进理论和经验,才能跟上时代的发展,更好地为患者服务。

　　本书共分为三章,内容涉及临床常见消化系统疾病的诊断、治疗,包括:消化系统疾病常见症状、消化系统感染性疾病以及食管疾病。

　　由于本编委会人员均身负一线临床诊治工作,加上编写时间仓促,故书中难免有错误及不足之处,恳请广大读者批评指正,以便更好地总结经验,共同进步。

《消化系统疾病诊疗与用药指导》编委会

2022 年 8 月

目　录

第一章 消化系统疾病常见症状

第一节 腹痛

腹痛（abdominal pain）是临床极其常见的症状。临床上一般根据起病缓急、病程长短将腹痛分为急性腹痛和慢性腹痛。

一、病因

1.急性腹痛

（1）腹腔器官急性炎症：如急性胃炎、急性肠炎、急性胰腺炎、急性出血坏死性肠炎、急性胆囊炎和急性阑尾炎等。

（2）空腔脏器阻塞或扩张：如肠梗阻、肠套叠、胆道结石、胆道蛔虫症和泌尿系统结石梗阻等。

（3）脏器扭转或破裂：如肠扭转、肠绞窄、胃肠穿孔、肠系膜或大网膜扭转、卵巢扭转、肝破裂、脾破裂以及异位妊娠破裂等。

（4）腹膜炎症：多由胃肠穿孔引起，少部分为自发性腹膜炎。

（5）腹腔内血管阻塞：如缺血性肠病、夹层腹主动脉瘤和门静脉血栓形成。

（6）腹壁疾病：如腹壁挫伤、脓肿及腹壁皮肤带状疱疹。

（7）胸腔疾病所致的腹部牵涉性痛：如肺炎、肺梗死、心绞痛、心肌梗死、急性心包炎、胸膜炎、食管裂孔疝及胸椎结核等。

（8）全身性疾病所致的腹痛：如腹型过敏性紫癜、糖尿病酸中毒、尿毒症、铅中毒和血卟啉病等。

2.慢性腹痛

（1）腹腔脏器慢性炎症：如慢性胃炎、十二指肠炎、慢性胆囊炎及胆道感染、慢性胰腺炎、结核性腹膜炎、溃疡性结肠炎和克罗恩病等。

（2）消化道运动障碍：如功能性消化不良、肠易激综合征及胆道运动功能障碍等。

（3）胃、十二指肠溃疡。

（4）腹腔脏器扭转或梗阻：如慢性胃、肠扭转、十二指肠壅滞和慢性肠梗阻。

（5）脏器包膜的牵张：实质性器官因病变肿胀，导致包膜张力增加而发生的腹痛，如肝瘀血、肝炎、肝脓肿和肝癌等。

（6）中毒与代谢障碍：如铅中毒、尿毒症等。

（7）肿瘤压迫及浸润：以恶性肿瘤居多，与肿瘤不断生长、压迫和侵犯感觉神经有关。

二、发生机制

腹痛的机制可分为三种,即内脏性腹痛、躯体性腹痛和牵涉痛。

1. 内脏性腹痛

是腹内某一器官的痛觉信号由交感神经传入脊髓引起,其疼痛特点为:①疼痛部位不确切,接近腹中线;②疼痛感觉模糊,多为痉挛、不适、钝痛和灼痛;③常伴恶心、呕吐以及出汗等其他自主神经兴奋症状。

2. 躯体性腹痛

是由来自腹膜壁层及腹壁的痛觉信号,经体神经传至脊神经根,反映到相应脊髓节段所支配的皮肤所引起。其特点是:①定位准确,可在腹部一侧;②程度剧烈而持续;③可有局部腹肌强直;④腹痛可因咳嗽、体位变化而加重。

3. 牵涉痛

指内脏性疼痛牵涉到身体体表部位,即内脏痛觉信号传至相应脊髓节段,引起该节段支配的体表部位疼痛。特点是定位明确、疼痛剧烈、有压痛、肌紧张及感觉过敏等。

临床上不少疾病的腹痛涉及多种发生机制,如阑尾炎早期疼痛在脐周或上腹部,常有恶心、呕吐,为内脏性疼痛。随着疾病的发展,持续而强烈的炎症刺激影响相应脊髓节段的躯体传入纤维,出现牵涉痛,疼痛转移至右下腹麦氏(McBurney)点;当炎症进一步发展波及腹膜壁层,则出现躯体性疼痛,程度剧烈,伴以压痛、肌紧张及反跳痛。

三、临床表现

1. 腹痛部位

一般腹痛部位多为病变所在部位。如胃、十二指肠和胰腺疾病,疼痛多在中上腹部;胆囊炎、胆石症和肝脓肿等疼痛多在右上腹部;急性阑尾炎疼痛在右下腹 McBurney 点;小肠疾病疼痛多在脐部或脐周;结肠疾病疼痛多在下腹或左下腹部;膀胱炎、盆腔炎及异位妊娠破裂,疼痛亦在下腹部。弥漫性或部位不定的疼痛见于急性弥漫性腹膜炎、机械性肠梗阻、急性出血坏死性肠炎、血卟啉病、铅中毒及腹型过敏性紫癜等。

2. 腹痛性质和程度

突发的中上腹剧烈刀割样痛、烧灼样痛,多为胃、十二指肠溃疡穿孔;中上腹持续性隐痛多考虑慢性胃炎及胃、十二指肠溃疡;上腹部持续性钝痛或刀割样疼痛呈阵发性加剧多为急性胰腺炎;胆石症或泌尿系统结石常为阵发性绞痛,相当剧烈,致使患者辗转不安;阵发性剑突下钻顶样疼痛是胆道蛔虫症的典型表现;持续性、广泛性剧烈腹痛伴腹壁肌紧张或板样强直,提示为急性弥漫性腹膜炎。其中隐痛或钝痛多为内脏性疼痛,多由胃肠张力变化或轻度炎症引起,胀痛可能为实质脏器包膜牵张所致。

3. 诱发因素

胆囊炎或胆石症发作前常有进油腻食物史,急性胰腺炎发作前则常有酗酒、暴饮暴食史,部分机械性肠梗阻多与腹部手术有关,腹部受暴力作用引起的剧痛并有休克者,可能是肝、脾破裂所致。

4. 发作时间

餐后痛可能由胆胰疾病、胃部肿瘤或消化不良所致,周期性、节律性上腹痛见于胃、十二指肠溃疡,子宫内膜异位者腹痛与月经来潮相关,卵泡破裂者发作在月经间期。

5.与体位的关系

某些体位可使腹痛加剧或减轻,有可能成为诊断的线索。如胃黏膜脱垂患者左侧卧位可使疼痛减轻,十二指肠壅滞症患者膝胸或俯卧位可使腹痛及呕吐等症状缓解,胰体癌患者仰卧位时疼痛明显,而前倾位或俯卧位时减轻,反流性食管炎患者烧灼痛在躯体前屈时明显,直立位时减轻。

四、伴随症状

1.腹痛伴发热、寒战

提示有炎症存在,见于急性胆道感染、胆囊炎、肝脓肿及腹腔脓肿,也可见于腹腔外感染性疾病。

2.腹痛伴黄疸

可能与肝、胆及胰疾病有关。急性溶血性贫血也可出现腹痛与黄疸。

3.腹痛伴休克

同时有贫血者可能是腹腔脏器破裂(如肝、脾或异位妊娠破裂);无贫血者则见于胃肠穿孔、绞窄性肠梗阻、肠扭转和急性出血坏死性胰腺炎等。腹腔外疾病如心肌梗死、肺炎也可有腹痛与休克,应特别注意。

4.腹痛伴呕吐、反酸、腹泻

提示食管、胃肠病变,呕吐量大提示胃肠道梗阻;伴反酸、嗳气者提示胃、十二指肠溃疡或胃炎;伴腹泻者提示消化吸收障碍或肠道炎症、溃疡或肿瘤。

5.腹痛伴血尿

可能为泌尿系疾病(如泌尿系结石)所致。

第二节　腹泻

腹泻(diarrhea)指排便次数增多,粪质稀薄,或带有黏液、脓血或未消化的食物。如解液状便,每日 3 次以上,或每日粪便总量>200 g,其中粪便含水量>80%,则可认为是腹泻。腹泻可分为急性腹泻与慢性腹泻两种,腹泻超过 2 个月者属慢性腹泻。

一、病因

1.急性腹泻

(1)肠道疾病:常见的是由病毒、细菌、真菌、原虫和蠕虫等感染所引起的肠炎及急性出血性坏死性肠炎,此外,还有 Crohn 病或溃疡性结肠炎急性发作、急性缺血性肠病等。也可因使用抗生素而发生抗生素相关性小肠、结肠炎。

(2)急性中毒:食用毒蕈、桐油、河豚、鱼胆及化学药物(如砷、磷、铅、汞)等引起的腹泻。

(3)全身性感染:如败血症、伤寒或副伤寒以及钩端螺旋体病等。

(4)其他:如变态反应性肠炎、过敏性紫癜;服用某些药物如氟尿嘧啶、利舍平及新斯的明等;某些内分泌疾病,如肾上腺皮质功能减退危象、甲状腺功能亢进危象。

2.慢性腹泻

(1)消化系统疾病：①胃部疾病：如慢性萎缩性胃炎、胃大部切除后胃酸缺乏等；②肠道感染：如肠结核、慢性细菌性痢疾、慢性阿米巴痢疾、血吸虫病、肠鞭毛原虫病、钩虫病和绦虫病等；③肠道非感染性病变：如 Crohn 病、溃疡性结肠炎、结肠多发性息肉和吸收不良综合征等；④肠道肿瘤：结肠绒毛状腺瘤、肠道恶性肿瘤；⑤胰腺疾病：慢性胰腺炎、胰腺癌和胰腺切除术后等；⑥肝胆疾病：肝硬化、胆汁淤积性黄疸、慢性胆囊炎和胆石症。

(2)全身性疾病：①内分泌及代谢障碍疾病：如甲状腺功能亢进、肾上腺皮质功能减退、胃泌素瘤、血管活性肠肽(VIP)瘤、类癌综合征及糖尿病性肠病；②其他系统疾病：系统性红斑狼疮、硬皮病、尿毒症和放射性肠炎等；③药物副作用：如利舍平、甲状腺素、洋地黄类药物以及考来烯胺等。某些抗肿瘤药物和抗生素使用亦可导致腹泻；④神经功能紊乱：如肠易激综合征。

二、发生机制

腹泻的发病机制相当复杂，有些因素又互为因果，从病理生理角度可归纳为下列五个方面。

1.分泌性腹泻

是肠道分泌大量液体超过肠黏膜吸收能力所致。霍乱弧菌外毒素引起的大量水样腹泻即属于典型的分泌性腹泻。肠道非感染或感染性炎症，如阿米巴肠炎、细菌性痢疾、溃疡性结肠炎、Crohn病、肠结核以及放射性肠炎和肿瘤溃烂等均可使炎症性渗出物增多而致腹泻。某些胃肠道内分泌肿瘤如胃泌素瘤、VIP瘤所致的腹泻也属于分泌性腹泻。

2.消化功能障碍性腹泻

由消化液分泌减少所引起，如慢性胰腺炎、慢性萎缩性胃炎和胃大部切除术后。胰、胆管阻塞可因胆汁和胰酶排泄受阻引起消化功能障碍性腹泻。

3.渗透性腹泻

是由肠内容物渗透压增高，阻碍肠内水分与电解质的吸收而引起，如乳糖酶缺乏，乳糖不能水解即形成肠内高渗，服用盐类泻剂或甘露醇等引起的腹泻也属于此型。

4.动力性腹泻

由肠蠕动亢进致肠内食糜停留时间缩短而未被充分吸收所致的腹泻，如肠炎、甲状腺功能亢进、糖尿病和胃肠功能紊乱等。

5.吸收不良性腹泻

由肠黏膜的吸收面积减少或吸收障碍所引起，如小肠大部分切除、吸收不良综合征、小儿乳糜泻、成人热带及非热带脂肪泻等。

腹泻病例往往不是单一的机制致病，可能涉及多种原因，仅以其中之一机制占优势而已。

三、临床表现

了解临床表现，对明确病因和确定诊断有重要的意义。

1.起病及病程

急性腹泻起病骤然，病程较短，多为感染或食物中毒所致。慢性腹泻起病缓慢，病程较长,多见于慢性感染、非特异性炎症、吸收不良、消化功能障碍、肠道肿瘤或神经功能紊乱等。

2.腹泻次数及粪便性质

急性感染性腹泻常有不洁饮食史,于进食后 24 h 内发病,每日排便数次甚至数十次。多呈糊状或水样便,少数为脓血便。慢性腹泻表现为每日排便次数增多,可为稀便,也可带黏液、脓血,见于慢性痢疾、炎症性肠病及结肠癌、直肠癌等。阿米巴痢疾的粪便呈暗红色或果酱样。粪便中带黏液而无病理成分者常见于肠易激综合征。

3.腹泻与腹痛的关系

急性腹泻常伴有腹痛,尤以感染性腹泻较为明显。小肠疾病的腹泻疼痛常在脐周,便后腹痛缓解不明显。结肠病变疼痛多在下腹,便后疼痛常可缓解。分泌性腹泻往往无明显腹痛。

四、伴随症状和体征

了解腹泻伴随的症状,对了解腹泻的病因和机制、腹泻引起的病理生理改变,以及做出临床诊断都有重要价值。如:①伴发热者可见于急性细菌性痢疾、伤寒或副伤寒、肠结核、肠道恶性淋巴瘤、Crohn 病、溃疡性结肠炎急性发作期以及败血症等;②伴里急后重提示病变以结肠、直肠为主,如痢疾、直肠炎和直肠肿瘤等;③伴明显消瘦多提示病变位于小肠,如胃肠道恶性肿瘤、肠结核及吸收不良综合征;④伴皮疹或皮下出血者见于败血症、伤寒或副伤寒、麻疹、过敏性紫癜及糙皮病等;⑤伴腹部包块者见于胃肠恶性肿瘤、肠结核、Crohn 病及血吸虫性肉芽肿;⑥伴重度失水者常见于分泌性腹泻,如霍乱、细菌性食物中毒或尿毒症等;⑦伴关节痛或关节肿胀者见于 Crohn 病、溃疡性结肠炎、系统性红斑狼疮、肠结核和 Whipple 病等。

第三节 便秘

便秘(constipation)是指大便次数减少,一般每周少于 3 次,伴排便困难、粪便干结。便秘是临床上常见的症状,多长期持续存在,症状扰人,影响生活质量,病因多样,以肠道疾病最为常见,但诊断时应慎重排除其他病因。

一、病因

1.功能性便秘

其发生原因如下。

(1)进食量少或食物缺乏纤维素或水分不足,对结肠运动的刺激减少。

(2)因工作紧张、生活节奏过快、工作性质和时间变化以及精神因素等打乱了正常的排便习惯。

(3)结肠运动功能紊乱:常见于肠易激综合征,是由结肠及乙状结肠痉挛引起,部分患者可表现为便秘与腹泻交替。

(4)腹肌及盆腔肌张力不足,排便推动力不足,难以将粪便排出体外。

(5)滥用泻药,形成药物依赖,造成便秘;老年体弱、活动过少或肠痉挛致排便困难;结肠冗长。

2. 器质性便秘

其发生原因如下。

(1)直肠与肛门病变引起肛门括约肌痉挛、排便疼痛造成惧怕排便,如痔疮、肛裂、肛周脓肿和溃疡以及直肠炎等。

(2)局部病变导致排便无力:如大量腹水、膈肌麻痹、系统性硬化症和肌营养不良等。

(3)结肠完全或不完全性梗阻:结肠良、恶性肿瘤、Crohn病和先天性巨结肠症。各种原因引起的肠粘连、肠扭转及肠套叠等。

(4)腹腔或盆腔内肿瘤的压迫,如子宫肌瘤。

(5)全身性疾病致使肠肌松弛、排便无力:如尿毒症、糖尿病、甲状腺功能低下、脑血管意外、截瘫、多发性硬化和皮肌炎等。此外,血卟啉病及铅中毒可引起肠肌痉挛,也可导致便秘。

(6)应用吗啡类药、抗胆碱能药、钙通道阻滞剂、神经阻滞药、镇静剂和抗抑郁药,以及含钙、铝的制酸剂等可使肠肌松弛而引起便秘。

二、临床表现

急性便秘患者多有腹痛、腹胀,甚至恶心、呕吐,多见于各种原因的肠梗阻;慢性便秘多无特殊表现,部分患者诉口苦、食欲减退、腹胀、下腹不适,或有头晕、头痛及疲乏等神经官能症状,但一般不严重。排出粪便坚硬如羊粪,排便时可有左腹部或下腹痉挛性疼痛与下坠感,常可在左下腹触及痉挛的乙状结肠。排便困难严重者可因痔疮加重及肛裂而有大便带血或便血,患者也可因此而紧张、焦虑。慢性习惯性便秘多发生于中老年人,尤其是经产妇女,可能与肠肌、腹肌与盆底肌的张力降低有关。

三、伴随症状

1.伴呕吐、腹胀及肠绞痛等,可能为各种原因引起的肠梗阻。

2.伴腹部包块者应注意结肠肿瘤(注意勿将左下腹痉挛的乙状结肠或其内的粪块误认为肿瘤)、肠结核及Crohn病。

3.便秘与腹泻交替者应注意肠结核、溃疡性结肠炎和肠易激综合征。

4.伴生活环境改变、精神紧张而出现的便秘,多为功能性便秘。

第四节 黄疸

黄疸(jaundice)是由于血清中胆红素升高致使皮肤、黏膜和巩膜发黄的症状和体征。正常血清总胆红素为$1.7\sim17.1~\mu mol/L(0.1\sim1.0~mg/dL)$。胆红素在$17.1\sim34.2~\mu mol/L(1\sim2~mg/dL)$,临床不易察觉,称为隐性黄疸,超过$34.2~\mu mol/L$时出现临床可见黄疸。引起黄疸的疾病很多,发生机制各异,全面理解胆红素代谢过程对黄疸的鉴别诊断有重要意义。

一、胆红素的正常代谢

1.游高胆红素或非结合胆红素的生成

由两部分组成。

（1）正常红细胞的平均寿命约为 120 d,血循环中衰老的红细胞经单核-巨噬细胞破坏,降解为血红蛋白,血红蛋白在组织蛋白酶的作用下形成血红素和珠蛋白,血红素在催化酶的作用下转变为胆绿素,后者再经还原酶还原为胆红素。正常人每日由红细胞破坏生成的血红蛋白为 7.5 g,生成胆红素 4275 μmol/L(250 mg/dL),占总胆红素的 80%～85%。

（2）另外 171～513 μmol/L(10～30 mg/dL)的胆红素来源于骨髓幼稚红细胞的血红蛋白和肝内含有亚铁血红素的蛋白质(如过氧化氢酶、过氧化物酶及细胞色素氧化酶与肌红蛋白等),这些胆红素称为旁路胆红素(bypass bilirubih),占总胆红素的 15%～20%。

2.胆红素在血液中的运输

上述形成游离胆红素或非结合胆红素(unconjugated bilirubin,UCB),与血清清蛋白结合后被输送,不溶于水,不能从肾小球滤出,故尿液中不出现非结合胆红素。UCB 通过血循环运输至肝脏。

3.胆红素在肝脏中的代谢三部曲

UCB 运输到肝脏后,与清蛋白分离,在肝细胞内和 Y、Z 两种载体蛋白结合,经葡萄糖醛酸转移酶的催化作用与葡萄糖醛酸结合,形成胆红素葡萄糖醛酸酯,或称为结合胆红素(conjugated bilirubin,CB)。结合胆红素为水溶性,可通过肾小球滤过从尿中排出。

CB 从肝细胞经胆管排入肠道,经肠菌酶的分解与还原,形成尿胆原(总量为 68～473 μmol/L)。尿胆原大部分氧化成尿胆素后从粪便排出,称为粪胆素。小部分(10%～20%)经肠道吸收,通过门静脉血回到肝内,其中大部分再转变为 CB,又随胆汁排入肠内,形成所谓"胆红素的肠肝循环"。被吸收回肝的小部分尿胆原经体循环由肾排出体外,每日不超过 6.8 μmol/L。胆红素代谢详见图 1-1。

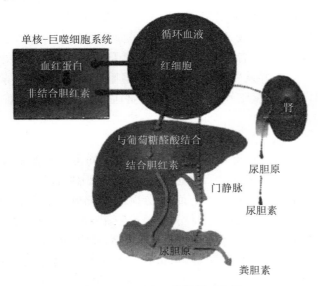

图 1-1　胆红素正常代谢示意图

二、分类

1.按病因学分类

（1）溶血性黄疸。

（2）肝细胞性黄疸。

（3）胆汁淤积性黄疸（旧称阻塞性黄疸或梗阻性黄疸）。

（4）先天性非溶血性黄疸。

以前三类最为多见，第四类较为罕见。

2. 按胆红素性质分类

（1）以 UCB 增高为主的黄疸。

（2）以 CB 增高为主的黄疸。

三、病因、发生机制和临床表现

1. 溶血性黄疸

（1）病因和发病机制：凡能引起溶血的疾病都可产生溶血性黄疸。①先天性溶血性贫血，如海洋性贫血、遗传性球形红细胞增多症；②后天性获得性溶血性贫血，如自身免疫性溶血性贫血、新生儿溶血、不同血型输血后的溶血，以及蚕豆病、伯氨喹、蛇毒、毒蕈、阵发性睡眠性血红蛋白尿等引起的溶血。

由于大量红细胞被破坏，形成大量的非结合胆红素，超过肝细胞的摄取、结合与排泄能力。另一方面，由于溶血造成的贫血、缺氧和红细胞破坏产物的毒性作用，削弱了肝细胞对胆红素的代谢功能，使非结合胆红素在血中潴留，超过正常水平而出现黄疸。

（2）临床表现：一般黄疸为轻度，呈浅柠檬色，不伴皮肤瘙痒，其他症状主要为原发病的表现。急性溶血时可有发热、寒战、头痛、呕吐及腰痛，并有不同程度的贫血和血红蛋白尿（尿呈酱油或茶色），严重者可有急性肾功能衰竭；慢性溶血多为先天性，除伴贫血外，尚有脾肿大。

（3）实验室检查：血清 TB 增加，以 UCB 为主，CB 基本正常。由于血中 UCB 增加，故 CB 形成也代偿性增加，从胆道排至肠道也增加，致尿胆原增加，粪胆原随之增加，粪色加深。肠内的尿胆原增加，重吸收至肝内者也增加。由于缺氧及毒素作用，肝脏处理增多尿胆原的能力降低，致血中尿胆原增加，并从肾排出，故尿中尿胆原增加，但无胆红素。急性溶血性黄疸尿中有血红蛋白排出，隐血试验阳性。血液检查除贫血外，尚有网织红细胞增加、骨髓红细胞系列增生旺盛等。

2. 肝细胞性黄疸

（1）病因和发病机制：各种使肝细胞严重损害的疾病均可导致黄疸发生，如病毒性肝炎、肝硬化、中毒性肝炎、钩端螺旋体病和败血症等。由于肝细胞的损伤致肝细胞对胆红素的摄取、结合功能降低，因而血中 UCB 增加。而未受损的肝细胞仍能将部分 UCB 转变为 CB。CB 部分仍经毛细胆管从胆道排泄，另一部分则由于毛细胆管和胆小管因肝细胞肿胀压迫，炎性细胞浸润或胆栓的阻塞使胆汁排泄受阻而反流入血循环中，致血中 CB 也增加而出现黄疸。

（2）临床表现：皮肤、黏膜浅黄至深黄色，可伴有轻度皮肤瘙痒，其他为肝脏原发病的表现，如疲乏、食欲减退，严重者可有出血倾向、腹水及昏迷等。

（3）实验室检查：血中 CB 与 UCB 均增加，黄疸性肝炎时，CB 增加幅度多高于 UCB。尿中 CB 定性试验阳性，而尿胆原可因肝功能障碍而增高。此外，血液生化检查有不同程度的肝功能损害。

3. 胆汁淤积性黄疸

（1）病因和发病机制：胆汁瘀积可分为肝内性和肝外性。肝内性又可分为肝内阻塞性胆汁淤积和肝内胆汁淤积,前者见于肝内泥沙样结石、癌栓和寄生虫病(如华支睾吸虫病)。后者见于病毒性肝炎、药物性胆汁淤积(如氯丙嗪、甲睾酮和口服避孕药等)、原发性胆汁性肝硬化和妊娠期复发性黄疸等。肝外性胆汁淤积可由胆总管结石、狭窄,炎性水肿,肿瘤及蛔虫等阻塞胆道所引起。

由于胆道阻塞,阻塞上方的压力升高,胆管扩张,最后导致小胆管与毛细胆管破裂,胆汁中的胆红素反流入血。此外,肝内胆汁淤积有些并非由机械因素引起,而是由于胆汁分泌功能障碍、毛细胆管的通透性增加,胆汁浓缩而流量减少,导致胆道内胆盐沉淀与胆栓形成。

(2)临床表现:皮肤呈暗黄色,完全阻塞者颜色更深,甚至呈黄绿色,并有皮肤瘙痒及心动过速,尿色深,粪便颜色变浅或呈白陶土色。

(3)实验室检查:血清 CB 增加,尿胆红素试验阳性,因肠肝循环途径被阻断,故尿胆原及粪胆素减少或缺如,血清碱性磷酸酶以及总胆固醇增高。

4.先天性非溶血性黄疸

是由肝细胞对胆红素的摄取、结合和排泄有缺陷所致的黄疸,本组疾病临床上少见。

(1)Gilbert 综合征:是由肝细胞摄取 UCB 功能障碍及微粒体内葡萄糖醛酸转移酶不足,致血中 UCB 增高而出现黄疸。这类患者除黄疸外症状不多,肝功能也正常。

(2)Dubin-Johnson 综合征:是由肝细胞对 CB 及某些阴离子(如靛青绿、X 射线造影剂)向毛细胆管排泄发生障碍,致血清 CB 增加而发生的黄疸。

(3)Crigle-Najjar 综合征:是由肝细胞缺乏葡萄糖醛酸转移酶,致 UCB 不能形成 CB,导致血中 UCB 增多而出现黄疸,本病由于血中 UCB 升高,故可产生核黄疸(nuclear jaundice),常见于新生儿,预后极差。

(4)Rotor 综合征:是由肝细胞摄取 UCB 和排泄 CB 存在先天性缺陷致血中胆红素增高而出现黄疸。

综上所述,可根据血生化及尿常规检查对黄疸做出初步的分类,再根据临床表现及辅助检查确定病因和性质。三种黄疸实验室检查的区别见表 1-1。

表 1-1　三种黄疸实验室检查鉴别要点

	溶血性黄疸	肝细胞性黄疸	胆汁淤积性黄疸
病史	有溶血因素可查,有类似发作史	肝炎或肝硬化病史	结石者反复腹痛伴黄疸,肿瘤者常伴消瘦
症状与体征	贫血、血红蛋白尿、脾肿大	肝区胀痛或不适,消化道症状明显,肝、脾肿大	黄疸波动或进行性加重,胆囊肿大,皮肤瘙痒
胆红素测定	UCB↑	UCB↑,CB↑	CB↑
CB/TB	<20%	>30%	>60%
尿胆红素	(一)	(＋)	(＋＋)
尿胆原	增加	轻度增加	减少或消失
ALT、AST	正常	明显增高	可增高
ALP	正常	可增高	明显增高
其他	溶血的实验室表现,如网织红细胞增加	肝功能检查异常	影像学发现胆道梗阻病变

溶血性黄疸一般黄疸程度较轻,慢性溶血者黄疸呈波动性,临床症状较轻,诊断无大困难。肝细胞性与胆汁淤积性黄疸鉴别常有一定困难,胆红素升高的类型与血清酶学改变的分

析最为关键。应特别注意直接胆红素与总胆红素的比值,胆汁淤积性黄疸该比值多在 60% 以上,甚至高达 80% 以上,肝细胞性黄疸则偏低,但两者多有重叠。血清酶学检查项目繁多,前者反映肝细胞损害的严重程度(ALT、AST 等),而后者反映胆管阻塞(ALP、5'-NT 和 GT),但两者也有重叠或缺乏明确界线。因此,需要在此基础上选择适当的影像学检查以及其他血清学试验,甚至活体组织学检查等措施。

四、辅助检查

下列各项检查对黄疸的病因诊断有较大帮助。

1. B 型超声检查

对肝脏的大小、形态、肝内有无占位性病变、胆囊大小及胆道系统有无结石及扩张、脾脏有无肿大以及胰腺有无病变等有较大的帮助。

2. X 射线检查

腹部平片可发现胆道结石、胰腺钙化。胆道造影可发现胆管结石,并可判断胆囊收缩功能及胆管有无扩张。

3. 内镜逆行胰胆管造影术(ERCP)

可通过内镜直接观察壶腹区与乳头部有无病变,可经造影区别肝外或肝内胆管阻塞的部位。也可了解胰腺有无病变。

4. 经皮肝穿刺胆管造影(PTC)

能清楚地显示整个胆道系统,可区分肝外胆管阻塞与肝内胆汁淤积性黄疸,并对胆管阻塞的部位、程度及范围有所了解。

5. 上腹部 CT 扫描

对显示肝、胆、胰等病变及鉴别引起黄疸的疾病较有帮助。

6. 磁共振成像(MRI)

对肝脏良、恶性肿瘤的鉴别优于 CT,诊断胆管扩张不比 CT 优越,但诊断胆结石相当敏感。

7. 放射性核素检查

应用 ^{198}Au 或 ^{99}Tc 肝扫描可了解肝有无占位性病变,用 ^{131}I 玫瑰红扫描对鉴别肝外阻塞性黄疸与肝细胞性黄疸有一定的帮助。

8. 磁共振胰胆管造影(MRCP)

是利用水成像原理进行的一种非介入性的胰胆管成像技术。因胆管系统内的胆汁属于相对静止的液体,因此 MRCP 可清晰显示胆管系统的形态结构。MRCP 是一种无创性胆管显像技术,可对各种原因引起的梗阻性黄疸胆道扩张做出比较客观的诊断。它操作简单、安全、无创,不必使用造影剂,不需要进行术前准备,特别适用于 B 超或 CT 阳性发现,但又不能明确诊断的一般情况较差的患者。

9. 肝穿刺活检及腹腔镜检查

对疑难黄疸病例的诊断有重要的帮助,但肝穿刺活检用于胆汁淤积性黄疸时可发生胆汁外溢造成腹膜炎,伴肝功能不良者也可因凝血机制障碍而致内出血,故应慎重考虑指征。

五、伴随症状

伴随症状对黄疸患者的鉴别诊断有重要的意义。

1. 黄疸伴发热

见于急性胆管炎、肝脓肿、钩端螺旋体病、败血症和大叶性肺炎。病毒性肝炎或急性溶血可先有发热而后出现黄疸。

2. 黄疸伴上腹剧烈疼痛

可见于胆道结石、肝脓肿或胆道蛔虫病;右上腹剧痛、寒战高热和黄疸为查科(Charcot)三联征,提示急性化脓性胆管炎。持续性右上腹钝痛或胀痛可见于病毒性肝炎、肝脓肿或原发性肝癌。

3. 黄疸伴肝大

轻度至中度肿大,质地软或中等硬度且表面光滑,见于病毒性肝炎、急性胆道感染或胆道阻塞。明显肿大,质地坚硬,表面凹凸不平,有结节者见于原发或继发性肝癌。肝大不明显,而质地较硬边缘不整,表面有小结节者见于肝硬化。

4. 伴胆囊肿大

提示胆总管有梗阻,常见于胰头癌、壶腹癌、胆总管癌和胆总管结石等。

5. 伴脾肿大

见于病毒性肝炎、钩端螺旋体病、败血症、疟疾、肝硬化、各种原因引起的溶血性贫血以及淋巴瘤等。

6. 伴腹水

见于重症肝炎、肝硬化失代偿期和肝癌等。

第五节　消化道出血

消化道出血是临床常见的症状。消化道是指从食管到肛门的管道,包括胃、十二指肠、空肠、回肠、盲肠、结肠及直肠。上消化道出血是指屈氏韧带以上的食管、胃、十二指肠、上段空肠以及胰管和胆管的出血。屈氏韧带以下的肠道出血称为下消化道出血。上消化道出血与下消化道出血的临床特点不尽相同,治疗手段也有差异,下文分述之。

一、上消化道出血

(一)病因

1. 消化系统疾病

(1)食管疾病:反流性食管炎、食管憩室炎、食管癌、食管异物、食管贲门黏膜撕裂(mallory weiss syndrome)和食管损伤等。大量呕血常由门脉高压所致的食管静脉曲张破裂所致,食管异物戳穿主动脉可造成大量呕血,并且危及生命。

(2)胃及十二指肠疾病:最常见的为消化性溃疡,其次为急性糜烂出血性胃炎、胃癌、胃泌素瘤(Zollinger-Ellison 综合征)及胃血管异常如恒径动脉综合征(Dieulafoy 病变)等也可引起呕血。其他少见疾病有平滑肌瘤、平滑肌肉瘤、淋巴瘤、息肉、胃黏膜脱垂、急性胃扩张、胃扭转、憩室炎、结核以及克罗恩病等。

(3)门脉高压引起的食管胃底静脉曲张破裂或门脉高压性胃病出血。

2.上消化道邻近器官或组织的疾病

如胆道结石、胆道蛔虫、胆囊癌、胆管癌及壶腹癌出血均可引起大量血液流入十二指肠导致呕血。此外,还有急、慢性胰腺炎,胰腺癌合并脓肿破溃,主动脉瘤破入食管、胃或十二指肠,纵隔肿瘤破入食管等。

3.全身性疾病

(1)血液病及血管性疾病:血小板减少性紫癜、过敏性紫癜、白血病、血友病、霍奇金病、遗传性毛细血管扩张症、弥散性血管内凝血以及其他凝血机制障碍(如应用抗凝药过量)等。

(2)感染性疾病:流行性出血热、钩端螺旋体病、登革热、急性重型肝炎和败血症等。

(3)结缔组织病:系统性红斑狼疮、皮肌炎和结节性多动脉炎累及上消化道。

(4)其他:尿毒症、肺源性心脏病和呼吸功能衰竭等。

如上所述,引起呕血的原因很多,但以消化性溃疡最为常见,其次为食管或胃底静脉曲张破裂,再次为急性糜烂性出血性胃炎和胃癌,因此考虑呕血的病因时,应首先考虑上述四种疾病。当病因未明时,也应考虑一些少见疾病,如平滑肌瘤、血管畸形、血友病及原发性血小板减少性紫癜等。

(二)临床表现

上消化道出血的临床表现主要取决于出血量及出血速度。

1.呕血与黑便

呕血前常有上腹不适和恶心,随后呕吐血性胃内容物。其颜色视出血量的多少、在胃内停留的时间以及出血的部位而不同。出血量多、在胃内停留时间短、出血位于食管则血色鲜红或混有凝血块或为暗红色;当出血量较少或在胃内停留时间长,则因血红蛋白与胃酸作用形成酸化正铁血红蛋白(hematin),呕吐物可呈咖啡渣样,为棕褐色。呕血的同时因部分血液经肠道排出体外,可形成黑便(melena)。

2.失血性周围循环衰竭

出血量占循环血容量 10% 以下时,一般无明显临床表现;出血量占循环血容量 10%～20% 时,可有头晕、无力等症状,多无血压、脉搏等变化;出血量达循环血容量的 20% 以上时,则有冷汗、四肢厥冷、心慌、脉搏增快等急性失血症状;出血量在循环血容量的 30% 以上,则有神志不清、面色苍白、心率加快、脉搏细弱、血压下降和呼吸急促等急性周围循环衰竭的表现。

3.血液学改变

出血早期可无明显血液学改变,出血 3～4 h 以后由于组织液的渗出及输液等情况,血液被稀释,血红蛋白及血细胞比容逐渐降低。急性出血患者为正细胞正色素性贫血,慢性失血则呈小细胞低色素性贫血。

4.其他

大量呕血可出现氮质血症、发热等表现。

(三)伴随症状

了解伴随症状对估计失血量及确定病因很有帮助,下列是常见伴随症状。

1. 上腹痛

中青年人，慢性反复发作的上腹痛，具有一定周期性与节律性，多为消化性溃疡；中老年人，慢性上腹痛，疼痛无明显规律性并伴有厌食、消瘦或贫血者，应警惕胃癌。

2. 肝脾肿大，皮肤有蜘蛛痣、肝掌、腹壁静脉曲张或有腹水，检查有肝功能障碍，提示肝硬化门脉高压；肝区疼痛、肝大、质地坚硬、表面凹凸不平或有结节，血清甲胎蛋白（AFP）阳性者多为肝癌。

3. 黄疸、寒战、发热伴右上腹绞痛而呕血者，可能由胆道疾病引起；黄疸、发热及全身皮肤黏膜有出血倾向者，见于某些感染性疾病，如败血症、钩端螺旋体病等。

4. 皮肤黏膜出血

常与血液疾病及凝血功能障碍性疾病有关。

5. 其他

近期有服用非甾体消炎药物史、酗酒史、大面积烧伤、颅脑手术、脑血管疾病和严重外伤伴呕血者，应考虑急性胃黏膜病变。在剧烈呕吐后继而呕血，应注意食管贲门黏膜是否发生撕裂。

6. 头晕、黑矇、口渴、冷汗

提示血容量不足。上述症状于出血早期可随体位变动（如由卧位变坐位、立位时）而发生。伴有肠鸣、黑便者，提示有活动性出血。

二、下消化道出血

(一)病因

引起便血的原因很多，常见的有下列疾病。

1. 下消化道疾病

(1)小肠疾病：肠结核、肠伤寒、急性出血性坏死性肠炎、钩虫病、Crohn病、小肠肿瘤、小肠血管病变、空肠憩室炎或溃疡、Meckel憩室炎或溃疡、肠套叠等。

(2)结肠疾病：急性细菌性痢疾、阿米巴痢疾、血吸虫病、溃疡性结肠炎、结肠憩室炎、结肠癌、结肠息肉和缺血性结肠炎等。

(3)直肠肛管疾病：直肠肛管损伤、非特异性直肠炎、放射性直肠炎、直肠息肉、直肠癌、痔、肛裂以及肛瘘等。

(4)血管病变：如血管瘤、毛细血管扩张症、血管畸形、血管退行性变、缺血性肠炎及静脉曲张等。

2. 全身性疾病

白血病、血小板减少性紫癜、血友病、遗传性毛细血管扩张症、维生素C及K缺乏症、肝脏疾病、尿毒症、流行性出血热和败血症等。

据统计，90%以上的下消化道出血来自大肠，小肠出血比较少见，但诊断较为困难。引起下消化道出血最常见的原因为大肠癌和大肠息肉，肠道炎症性病变次之，其中肠伤寒、肠结核、溃疡性结肠炎、克罗恩病和坏死性小肠炎有时可发生大量出血。

(二)临床表现

下消化道出血一般为血便或暗红色大便,不伴呕血。但出血量大的上消化道出血也可表现为暗红色大便;高位小肠出血乃至右半结肠出血,如血液在肠腔停留较久,也可呈柏油样。血便可表现为急性大出血、慢性少量出血以及间歇性出血。便血颜色可因出血部位不同、出血量的多少以及血液在肠腔内停留时间的长短而异。如出血量多、速度快则呈鲜红色;如出血量少、速度慢,血液在肠道内停留时间较长,则可为暗红色。粪便可全为血液或混合有粪便,也可仅黏附于粪便表面或于排便后肛门滴血。消化道出血每日在 5 mL 以下者,无肉眼可见的粪便颜色改变,称为隐血便,隐血便须用隐血试验才能确定。

(三)伴随症状

引起便血的疾病很多,为进一步明确诊断必须结合其他症状全面综合考虑。

1.腹痛

慢性反复上腹痛,且呈周期性与节律性,出血后疼痛减轻,见于消化性溃疡;上腹绞痛或有黄疸伴便血者,应考虑胆道出血;腹痛时排血便或脓血便,便后腹痛减轻,见于细菌性痢疾、阿米巴痢疾或溃疡性结肠炎;腹痛伴便血还见于急性出血性坏死性肠炎、肠套叠及肠系膜血栓形成或栓塞、膈疝等。

2.里急后重

即肛门坠胀感。感觉排便未净,排便频繁,但每次排便量甚少,且排便后未感轻松,提示为肛门、直肠疾病,常见于痢疾、直肠炎及直肠癌。

3.发热

便血伴发热常见于传染性疾病,如败血症、流行性出血热、钩端螺旋体病或部分恶性肿瘤,如肠道淋巴瘤、白血病等。

4.全身出血倾向

便血伴皮肤黏膜出血者,可见于急性传染性疾病及血液疾病,如重症肝炎、流行性出血热、白血病、过敏性紫癜及血友病等。

5.皮肤改变

皮肤有蜘蛛痣及肝掌者,便血可能与肝硬化门脉高压有关。皮肤黏膜有毛细血管扩张,提示便血可能由遗传性毛细血管扩张症所致。

6.腹部肿块

便血伴腹部肿块者,应考虑肠道恶性淋巴瘤、结肠癌、肠结核、肠套叠及 Crohn 病等。

第六节　腹水

正常腹腔内有少量液体,一般不超过 200 mL,当腹腔内积聚过量的游离液体,称为腹水。腹腔内积液一般在 1000 mL 以上,才能经腹部检查发现有移动性浊音。腹水可为全身水肿的表现之一,以腹水为主要表现者,可由不同性质的疾病引起。引起腹水的常见疾病为小结节性肝硬化、结核性腹膜炎、腹膜癌、充血性心力衰竭、肾病综合征、化脓性腹膜炎和慢性胰腺炎等。

一、病因

1.肝脏疾病
小结节性肝硬化、坏死后肝硬化、亚急性肝坏死、急性重型肝炎及肝癌与胆汁性肝硬化。

2.静脉阻塞性疾病
（1）门静脉阻塞：门静脉血栓形成与慢性门静脉炎。

（2）肝静脉阻塞综合征（Budd-Chiair）：包括肝静脉血栓形成、癌栓和外来压迫等。

（3）肝静脉开口的近段下腔静脉阻塞：主要由血栓形成、栓塞性静脉炎及肿瘤压迫等所致。

3.腹膜病变
（1）腹膜炎：急性腹膜炎、自发性细菌性腹膜炎、结核性腹膜炎、多发性浆膜炎及阿米巴肝脓肿破裂。

（2）腹膜癌：肝脏、胃、结肠、胰腺、胆道及卵巢癌肿等的转移。

（3）其他：肺吸虫性腹膜炎、系统性红斑狼疮并发腹膜炎、胆固醇性腹膜炎。

4.腹内脏器急性穿孔与破裂
（1）女性生殖系统：异位妊娠、黄体破裂及卵巢囊肿破裂。

（2）空腔脏器：胃、小肠、结肠、阑尾、胆囊及膀胱等急性穿孔。

（3）实质性脏器：肝、脾破裂出血，原发性肝癌结节破裂出血，阿米巴肝脓肿破裂，腹主动脉瘤破裂。

5.淋巴管、胸导管阻塞或损伤
腹腔或腹膜后恶性肿瘤如淋巴瘤、胃癌、胰腺癌、卵巢癌等转移，胸腔与纵隔肿瘤，或丝虫病、腹内结核、外伤等引起淋巴管或胸导管阻塞与损伤，淋巴管先天畸形、纵隔淋巴结炎、左锁骨下静脉栓塞及腹膜粘连带等。

6.胰管破裂
急、慢性胰腺炎，胰腺损伤。

7.心脏疾病
充血心性心力衰竭、心包积液及慢性缩窄性心包炎。

8.肾脏疾病
肾炎与肾病综合征、类脂质肾病及青少年型多囊肾。

9.营养缺乏
低清蛋白血症、维生素 B_1 缺乏症。

10.其他
黏液性水肿、Meigs综合征（卵巢纤维瘤伴有腹水或胸腔积液）。

二、腹水相关临床表现及辅助检查

1.症状
（1）腹胀：腹胀是腹水最早最基本的症状。

（2）腹痛：腹水性质不同，腹痛性质、程度也不同。漏出性腹水多表现为全腹胀痛；渗出性腹水多表现为全腹或局部钝痛；癌性腹水多表现为隐痛，并呈进行性加重；脏器破裂致腹水多呈局部剧痛，而后累及全腹。

(3)原发病症状：肝硬化腹水患者有乏力、食欲不振、肝区不适、恶心及低热等症状；恶性肿瘤所致腹水常伴低热、乏力、全身恶病质和腹水增长迅速等表现；结核性腹膜炎患者常有乏力、纳差、盗汗及低热，起病较缓慢；肾病所致腹水者多有尿少、血尿、全身水肿和贫血等症状。右心衰竭和缩窄性心包炎引起的腹水，患者多有心悸、呼吸困难症状。

2. 体征

(1)腹部膨隆：腹部形态可呈鼓状、球状或蛙腹状改变。

(2)腹块：渗出性及癌性腹水者常可触及包块，多呈圆形，边界不清，活动度差，表面不光滑或压痛；原发性腹膜或网膜癌包块多呈"饼状"，有面大、边薄、边界不清等特征。

(3)移动性浊音：当腹腔内游离腹水在 1000 mL 以上时，即可查出移动性浊音。肘膝位(胸膝式)叩诊脐周浊音可检出仅 200 mL 的腹水，也称水坑征(puddle sign)。

(4)原发病体征：肝硬化、门脉高压所致的腹水患者常有肝掌、蜘蛛痣、毛细血管扩张、黄疸、脾肿大及腹壁静脉曲张等体征；结核性腹膜炎患者腹部有柔韧感，可伴有腹部压痛，有的可出现腹部包块或肠粘连、肠梗阻表现；右心衰竭、缩窄性心包炎所致的腹水可有发常、颈静脉充盈、奇脉和肝颈静脉回流征阳性；Budd-Chiari 综合征可见胸腹壁及背部血流方向由下而上的静脉曲张和肝脏肿大的体征。

3. 腹水分类

(1)漏出性与渗出性腹水鉴别见表 1-2。

表 1-2　漏出性与渗出性腹水鉴别要点

鉴别要点	漏出液	渗出液
原因	非炎症所致	炎症、肿瘤、化学或物理性刺激
外观	澄清,淡黄,浆液性	不定,可为血性、脓性、乳糜性等
透明度	透明或微浊	多混浊
比重	低于 1.018	高于 1.018
凝固	不自凝	能自凝
黏蛋白定性	阴性	阳性
蛋白定量	<25 g/L	>30 g/L
葡萄糖定量	与血糖相近	常低于血糖水平
细胞计数	常<100×10^6/L	常>500×10^6/L
中性粒细胞(PMN)	<25%	>80%
细胞分类	以淋巴细胞、间皮细胞为主	根据不同病因分别以中性粒细胞或淋巴细胞为主
细菌学检测	阴性	可找到病原菌
病因	肝硬化、下腔静脉阻塞、缩窄性心包炎、充血性心力衰竭、肾病综合征、Meig综合征等	常由细菌、寄生虫感染、胃液、胆汁、胰液、化学性刺激、外伤、恶性肿瘤等引起,黏膜性水肿液也属此类

(2)血清-腹水清蛋白梯度(serum-ascites albumin gradient,SAAG)分类腹水：以腹水总蛋白量区分渗、漏出液对腹水进行病因诊断，其准确率仅为 56%～76%。因此，近年来按 SAAG 进行腹水分类得到越来越多的认可。SAAG>11 g/L：高梯度腹水，提示存在门静脉高压，SAAG<11 g/L：低梯度腹水，提示为非门静脉高压腹水(表 1-3)。

表 1-3　SAAG 腹水分类

	高梯度(SAAG>11 g/L)	低梯度(SAAG<11 g/L)
腹水常见原因	肝硬化	腹膜转移癌
	酒精性肝炎	结核性腹膜炎
	心源性腹水	胰源性腹水
	"混合性"腹水	肠梗阻或肠梗死
	肝癌(原发或转移)	胆汁性腹水
	暴发性肝衰竭	肾病综合征
	Budd-Chiari 综合征	手术后的淋巴管漏
	门静脉血栓形成	结缔组织病引起的浆膜炎
	黏液性水肿	
	肝小静脉闭锁病	
	妊娠脂肪肝	

(3)结核性腹水:渗出性结核性腹膜炎以腹水为主要临床表现,一般起病较急,有明显的全身中毒症状,有时可伴发心包与胸膜渗出性炎症与积液。腹水多为中等量或少量,并可有腹部压痛、柔韧感和腹块等。腹水为渗出液,少数为血性、乳糜性。腹水内淋巴细胞显著增多,腹水培养与动物接种可发现结核杆菌,但阴性不能除外本病诊断。腺苷酸脱氢酶(ADA)是嘌呤碱分解酶,在 T 细胞中活性较强。在结核性腹水中 ADA 活性明显增高,可达到正常的 10 倍以上,具有重要的意义。癌性腹水次之;漏出液多正常。腹腔镜检查有确诊价值。给予足量的抗结核药物治疗而获得满意疗效者也可诊断本病。

(4)良性腹水与癌性腹水:良性腹水与癌性腹水鉴别指标主要如下。①SAAG 梯度:如前所属,癌性腹水多表现为低梯度腹水;②酶学检查及生化检查:LDH 测定已广泛用于临床,如腹水与血清 LDH 比值大于 1 时,应怀疑为癌肿,但需排除血性腹水的影响;③腹水肿瘤标志物测定:腹水 AFP 阳性提示肝癌或卵巢内胚层癌;如 CA125 升高而 CEA 正常,提示卵巢癌或子宫内膜腺癌;而若 CEA 升高,CA125 正常,提示可能来自乳腺或胃肠道癌肿;当两者均正常,提示淋巴瘤或良性渗出液;④腹水细胞学检查诊断特异性高,腹水中发现肿瘤细胞,是确诊恶性腹水的金标准;但缺点是敏感性低。近年开展的流式细胞仪分析、染色体检查等敏感性高,但目前尚未推广普及。

4.特殊类型腹水

(1)乳糜性腹水:腹水乳白色,不透明,相对密度多在 1.012~1.021。静置分三层即上层呈乳酪样,中层为水分,下层为不透明或淡黄色沉渣。总固体含量达 4%。镜检有脂肪小球,苏丹Ⅲ呈红色,乙醚试验阳性。白细胞计数为 5×10^9/L,以淋巴细胞为主。总蛋白量>30 g/L,脂肪含量>4 g/L,主要为三酰甘油(甘油三酯),少量为胆固醇与磷脂,多因广泛的肠系膜淋巴管或乳糜管破裂所致,以恶性肿瘤引起者最多,其中淋巴瘤约占半数。其次为丝虫病、腹膜结核、慢性胰腺炎和肠系膜淋巴结炎等。国内报道乳糜性腹水的病因中,肝硬化门静脉高压占 50%,其中恶性肿瘤占 30%。0.5%的肝硬化腹水为乳糜性腹水。此外,假性乳糜性腹水,属漏出液,乳白色,静置后分层不明显,无乳酪膜,有沉渣,脂肪含量微量,总蛋白量<30 g/L,脂肪含量<20 g/L,相对密度<1.012,乙醚试验阴性,总固体量占 2%,主要为卵磷脂,镜检无脂肪小球,脂肪染色阴性,含有很多变性白细胞与纤维颗粒或肿瘤细胞。是由于细菌性腹膜炎

或肿瘤引起细胞破坏,从而导致腹水浑浊呈乳糜样。

(2)血性腹水:血性腹水为渗出液,外观可呈淡红色、暗红色至鲜红色;如外观无血色,但沉淀后摇动呈烟雾状,镜下可见大量红细胞。首先必须排除由穿刺损伤所引起。血性腹水多见于腹内脏器急性穿孔与破裂、腹膜癌、急性出血性坏死性胰腺炎、肠系膜血管血栓形成或栓塞伴肠道坏死、结核性腹膜炎、肝癌及肝硬化等。在原发性肝癌,血液可从破裂小血管或门体侧支循环中漏出。在肝硬化,肝脏淋巴液常为淡血性并漏入腹腔。

(3)化脓性腹水:化脓性腹水为浑浊或脓性,相对密度高达 1.018,脓细胞占优势,直接涂片或细菌培养可发现致病菌,常见于化脓性腹膜炎。阿米巴肝脓肿破裂也可引起化脓性腹水,但其色泽呈巧克力色。

(4)胰源性腹水:胰源性腹水多呈草黄色,微浑浊但可澄清,有时呈乳糜性或带血性,比重接近漏出液,中性粒细胞增多。总蛋白量>30 g/L。腹水淀粉酶常显著增高并高于血清淀粉酶,酯酶也明显增高。多见于胰腺外伤、胰腺假性囊肿、急性出血性坏死性胰腺炎及胰腺癌肿。

5.其他辅助检查

(1)血液学检查:如全血细胞、红细胞沉降率等。排泄物检测:如尿液、粪便及痰液。器官功能检测:如肝功能(转氨酶、转肽酶、血清总蛋白、清蛋白、胆红素和Ⅲ型胶原氨基末端肽),肿瘤标志物(如 AFP、CEA、CA19-9、CA125、CA242 等),病毒性肝炎标志物检查,肿瘤细胞学检查等。

(2)B 超及 CT 等影像学检查:B 型超声是目前诊断腹水敏感简便的方法。一般腹腔内有300 mL 左右液体即可探察出。同时 B 型超声可了解肝、胆、脾、胰及盆腔病变。多普勒超声对诊断血管性病变和心包炎引起的腹水很有价值。CT 对腹水诊断的敏感性与 B 超相似,但特异性比 B 超高。对肿瘤性腹水,CT 常可发现肿瘤部位、大小,CT 对肝硬化、胰腺病变也很有诊断价值。

(3)X 射线检查:腹部平片如有钙化点常提示有肠系膜淋巴结核,胃肠钡餐造影或钡灌肠有助于胃肠道肿瘤或肠结核的诊断。

(4)内镜检查:食管胃底静脉曲张一般见于肝硬化门脉高压症。内镜检查对胃肠肿瘤有确诊价值。

(5)ERCP:对胆道及胰腺肿瘤有很高的诊断价值。

(6)超声内镜:对胃、胰腺疾病和壶腹周围肿瘤有较高诊断价值。

(7)血管造影:对血管性病变,如 Budd-Chiari 综合征、下腔静脉梗阻确诊常需进行腔静脉造影。

(8)腹腔镜检查:有助于鉴别腹水的原因为结核性腹膜炎、肝硬化或腹膜癌。结核性腹膜炎时,在壁层与脏层腹膜可观察到多发性白色粟粒结节,是此病的特征性表现。

(9)腹膜活检:可用特制腹膜穿刺活检针经皮肤行腹膜活检,也可在腹腔镜下进行腹膜活检,对腹膜间皮瘤、结核性腹膜炎诊断价值。

第二章 消化系统感染性疾病

第一节 伤寒

伤寒是由伤寒杆菌引起的急性消化道传染病。病理组织改变主要为全身单核-巨噬细胞系统的增生性反应,以回肠下段淋巴组织的病变最明显。临床上以持续发热、表情淡漠、相对缓脉、玫瑰疹、肝脾大和白细胞减少等为特征,可出现肠出血和肠穿孔等并发症。

一、病因

伤寒沙门菌(Salmonella typhi)又称伤寒杆菌,由 Eberth 于 1880 年从伤寒患者的肠系膜和脾脏中发现,Caffkey 在 1884 年获得了培养的成功。伤寒杆菌属沙门菌属 D 族(组),革兰染色阴性,呈短杆状,长 $1.0 \sim 3.5\ \mu m$,宽 $0.5 \sim 0.8\ \mu m$,有鞭毛能运动,不形成芽孢,无荚膜,在普通培养基上能生长,但在含有胆汁的培养基中更有利于其繁殖。

伤寒杆菌在自然环境中的生活力较强,在水中一般可存活 $2 \sim 3$ 周,在粪便中能维持 $1 \sim 2$ 个月,耐低温,在冰冻环境中可持续存在数月;对光、热、干燥及消毒剂的抵抗力较弱,日光照射数小时即可死亡,加热至 $60\ ℃\ 30\ min$、煮沸或在 3‰石炭酸中 $5\ min$ 即可杀灭,对一般的化学消毒剂敏感。

伤寒杆菌在菌体裂解时释放的内毒素在疾病的发生和发展过程中起着重要的作用。伤寒杆菌具有脂多糖(lipopolysaccharide)、胞壁抗原(cell wall,O 抗原)、鞭毛抗原(flagellar,H 抗原)和表面多糖毒力抗原(polysaccharide virulence antigen,Vi 抗原),可刺激机体产生特异性 IgM 和 IgG 抗体,但这些抗体并非保护性抗体。以血清凝集试验(肥达反应)检测"O"及"H"的抗体效价有助于本病的临床诊断。"Vi"抗原能干扰血清中的杀菌效能和吞噬功能,是决定伤寒杆菌毒力的重要因素,但其抗原性不强,所产生的"Vi"抗体的凝集效价一般较低;当伤寒杆菌从人体中被清除,"Vi"抗体的滴度也随之下降,所以,"Vi"抗体的检测有助于伤寒带菌者的筛查。含有"Vi"抗原的伤寒杆菌可被特异的噬菌体裂解,利用"Vi"Ⅱ型噬菌体可将伤寒杆菌分为 100 个噬菌体型,对追踪传染源有一定的帮助。

伤寒杆菌全长共有 4809037 个碱基对,其中有一些大的片段插入,与其在宿主体内存活有关,还有一些散在分布的小片段插入,可能与其致病性有关。另外,尚有 204 个假性基因存在,半数以上不被激活。

二、发病机制

人体摄入被伤寒杆菌污染的水或食物后是否发病取决于伤寒杆菌的数量、毒力和宿主的免疫力。进入消化道后的细菌在胃酸小于 2 时很快被杀灭,若入侵病菌数量较多,达 10^5 以上才能致病。但当胃酸分泌减少、胃大部分切除术后、口服碱性药物、使用 H_2 受体拮抗剂及 H^+ 泵抑制剂、胃动力异常、肠道正常菌群失调和原有幽门螺杆菌感染等非特异性防御机制异常时,则少量的伤寒杆菌也可致病。被激活的巨噬细胞对伤寒杆菌的细胞内杀伤起重要作用,"伤寒细胞"是巨噬细胞吞噬伤寒杆菌、红细胞、淋巴细胞及细胞碎片后形成,伤寒细胞聚集成团形成的小结节称为伤寒小结,都具有病理诊断价值。

未被胃酸杀死的伤寒杆菌进入小肠,经肠黏膜侵入回肠集合淋巴结、孤立淋巴滤泡及肠系膜淋巴结中繁殖,再经胸导管进入血流,形成第一次菌血症。此阶段患者无症状,相当于临床上的潜伏期。伤寒杆菌随血流进入肝、脾、胆囊、骨髓和淋巴结后继续大量繁殖再次进入血液循环,引起第二次菌血症并释放内毒素,出现发热、皮疹及肝脾大等临床表现。同时细菌可随血液循环扩散至全身各器官及组织引起病变,如急性化脓性骨髓炎、肾脓肿、脑膜炎、急性胆囊炎及心包炎等。细菌可经胆道进入肠道随粪便排出体外,或经肾脏随尿液排出。经胆道进入肠道的伤寒杆菌,部分穿过小肠黏膜再度侵入肠壁淋巴组织,使原已致敏的肠壁淋巴组织产生严重的炎症反应,引起肿胀、坏死、溃疡等病变,若病变波及血管则可引起肠出血,若溃疡侵犯肌层和浆膜层则可引起肠穿孔。随着人体免疫力的增强,伤寒杆菌从体内逐渐清除,肠壁溃疡愈合。3%的患者成为慢性带菌者,少数患者由于免疫力不足,在病灶中的伤寒杆菌未被完全清除,病原菌可再次侵入血液循环引起复发。

伤寒的持续性发热是由于伤寒杆菌释放脂多糖内毒素激活单核-吞噬细胞释放白细胞介素-1 和肿瘤坏死因子等细胞因子所致。

三、临床表现

潜伏期一般 7~14 d,其长短与伤寒杆菌的感染量和机体的免疫力有关,食物型暴发流行可短至 2 d,而水源性暴发流行可长达 30 d。

(一)典型伤寒的临床表现

典型伤寒的自然病程为 4~5 周,可分为四期:

1. 初期

相当于病程的第 1 周,起病缓慢,最早出现的症状是发热,发热前可伴有畏寒,但寒战少见,退热时出汗不多。体温呈阶梯状上升,于 3~7 d 达 39~40 ℃,常伴有全身不适、乏力、食欲减退、头痛、咽痛、咳嗽与腹泻或便秘等表现,病情逐渐加重。

2. 极期

相当于病程的第 2~3 周,出现了伤寒的典型表现。

(1)持续发热:多数(50%~75%)呈稽留热型,少数呈弛张热型或不规则热型,一般为10~14 d,如果没有进行有效的抗菌治疗,可持续 2 周以上。

(2)消化系统症状:食欲不振明显,舌尖与舌缘的舌质红,苔厚腻(即所谓伤寒舌),半数患者可出现腹部隐痛、不适、腹胀、便秘多见,10%的患者可表现为腹泻,多为水样便,由于肠道病变位于回肠末段与回盲部,故右下腹可有轻度压痛。

(3)神经系统症状:患者可出现表情淡漠、呆滞、反应迟钝、耳鸣、重听或听力下降,严重者可有谵妄、昏迷,出现脑膜刺激征(虚性脑膜炎),这些症状多随着体温下降而逐渐恢复。神经系统症状与疾病的严重程度成正比,是由于伤寒杆菌内毒素作用中枢神经系统所致。

(4)循环系统症状:常有相对缓脉(20%～73%),有时出现重脉是本病的临床特征之一,但并发中毒性心肌炎时,相对缓脉不明显。

(5)玫瑰疹:一半的患者在病程 7～13 d,皮肤出现淡红色小斑丘疹,称之玫瑰疹(rose spots),直径 2～4 mm,压之褪色,10 个左右,分批出现,主要分布于胸、腹及肩背部,四肢罕见,多在 2～4 d 消失。出汗较多者,水晶形汗疹也不少见。

(6)肝脾大:病程第 6 d 开始,60%～80%的患者可触及肿大的脾脏,质软或伴压痛。30%～40%的患者肝脏也可肿大,质软可伴压痛,重者可出现黄疸,肝功能有明显异常者,提示中毒性肝炎的存在。肠出血和肠穿孔等并发症常发生于本期。

3.缓解期

相当于病程的第 4 周,随着机体对伤寒杆菌的免疫力逐渐增强,体温逐步下降,食欲逐渐好转,腹胀消失,脾肿开始回缩。由于本期小肠仍处于溃疡期,有发生肠出血或肠穿孔的危险,应提高警惕。

4.恢复期

相当于病程的第 5 周。患者体温恢复正常、食欲好转、症状消失、肝脾回缩至正常,一般在 1 个月左右完全康复。

上述为典型伤寒的自然病程,由于实行预防接种和得到了及时的诊断和有效治疗,这种典型伤寒的发病过程已不多见。

(二)其他临床类型

除典型伤寒外,根据发病年龄,人体免疫状态,致病菌的毒力与数量,病程初期不规则应用抗菌药物以及有无基础疾病等因素,伤寒又可分为下列四种临床类型。

1.轻型

多见于儿童及发病前曾接受伤寒菌苗注射或发病初期使用过有效抗菌药物治疗的患者。全身毒血症状轻,病程短,1～2 周可痊愈。由于病情轻,症状不典型,容易致漏诊或误诊。

2.暴发型

急性起病,毒血症状严重,有畏寒、高热或体温不升,腹痛、腹泻,常并发中毒性脑病、心肌炎、中毒性肝炎、肠麻痹和休克等。皮疹明显,也可并发 DIC(弥散性血管内凝血)。

3.迁延型

常见于原有慢性乙型肝炎、胆道结石和慢性血吸虫病等基础疾病的患者。起病与典型伤寒相似,但由于人体免疫功能低下,发热持续不退,可能持续 5 周至数月之久。发热常为弛张热或间歇热,肝脾大较明显。

4.逍遥型

起病初期症状不明显,患者可照常工作、学习,部分患者出现肠出血或肠穿孔时才被发现。

(三)小儿伤寒

一般年龄越小,症状越不典型,年龄越大,临床表现类似于成人。常急性起病,持续发热,食欲不振、腹泻等消化道症状明显,肝脾大多见,而相对缓脉及玫瑰疹少见。白细胞计数常不减少。较少出现肠出血、肠穿孔等并发症,但容易并发支气管炎或肺炎。病程一般较短,有时仅用 2～3 周即自然痊愈。

(四)老年伤寒

体温多不高,症状多不典型,易出现虚脱现象。常有持续的肠功能紊乱和记忆力减退,易并发支气管肺炎与心功能不全,病程迁延,恢复期长,病死率较高。

(五)复发与再燃

在症状消失后 1~3 周,临床表现再度出现,血培养阳性称为复发。复发的症状一般较轻,病程较短,与胆囊或网状内皮系统中潜伏的病原菌大量繁殖,再度侵入血液循环有关。在疗程不足、机体抵抗力低下时容易发生。少数患者可复发 2~3 次。再燃是指在缓解期,体温还没有下降到正常时又重新升高,持续 5~7 d 后方正常。可能与伤寒杆菌菌血症未得到完全控制有关,有效和足量的抗菌药物治疗可减少或杜绝再燃的发生。

(六)并发症

1. 肠出血

为常见的并发症,发生率为 2%~15%,多发生于病程的第 2~3 周,是由于肠壁淋巴组织溃疡侵犯血管所致。常有饮食不当、活动过多、腹泻及用力过度排便等诱因。少量出血时可无症状或只有轻度头晕、心率加快等,大便柏油样或隐血阳性;大量出血时可出现体温骤降、脉搏细速,并伴有头晕、面色苍白、烦躁、手足冰冷及血压下降等休克表现。

2. 肠穿孔

为最严重的并发症,发生率为 1%~4%,多见于病程的第 2~3 周。肠穿孔常发生于回肠末段。穿孔前可有腹胀、腹泻或肠出血等先兆,临床表现为突发右下腹剧痛,伴有恶心、呕吐、四肢冰冷、脉搏细数、呼吸急促、体温与血压下降等休克表现,经 1~2 h 后腹痛及其他症状暂时缓解,但不久体温又迅速上升并出现腹膜炎征象,表现为腹胀、持续性腹痛、腹肌紧张、满腹压痛及反跳痛,移动性浊音阳性,肠鸣音减弱或消失;白细胞数升高,腹部 X 射线检查发现膈下有游离气体。

3. 中毒性心肌炎

发生率为 3%~5%,常见于病程的第 2~3 周。患者有严重的毒血症状,临床特征为心率加快,第一心音低钝,心律失常,心电图显示 P-R 间期延长、T 波改变、S-T 段偏移及心肌酶学改变等。

4. 中毒性肝炎

发生率为 10%~50%,常见于病程的第 1~3 周。主要表现为肝大,伴有压痛,少数可出现轻度黄疸,转氨酶轻到中度升高,发生肝功能衰竭者少见。

5. 支气管炎和肺炎

支气管炎常见于初期,肺炎多发生于极期。多数患者为继发细菌感染所致,少数为伤寒杆菌引起。

6. 溶血性尿毒综合征

发生率有增加趋势,可达 12%~13%,一般见于病程的第 1~3 周。与伤寒杆菌的内毒素诱发肾小球微血管内凝血,红细胞破裂,肾血流受阻有关。主要表现为溶血性贫血、黄疸和少尿、无尿,严重的可发展为急性肾衰竭。

除上述并发症以外,还可有急性胆囊炎、骨髓炎、肾盂肾炎、脑膜炎和血栓性静脉炎等。

四、诊断

(一)流行病学

当地的伤寒疫情,既往是否进行过伤寒疫苗的预防接种,是否有过伤寒病史,最近是否与伤寒患者有接触史,以及夏、秋季等流行病学资料均有重要的诊断参考价值。

(二)临床表现

1周以上的持续发热,伴有全身中毒症状,表情淡漠,食欲不振等及相对缓脉、玫瑰疹、肝脾大等体征,如并发肠出血或肠穿孔则更有助于诊断。

(三)实验室

外周血白细胞减少,淋巴细胞相对增多,嗜酸性粒细胞减少或消失,肥达反应阳性有辅助诊断意义,而恢复期效价4倍以上增高、血和骨髓培养阳性可确诊。

五、鉴别诊断

1.病毒感染

患者有高热、头痛、白细胞减少等与伤寒相似,但起病较急,多伴有上呼吸道症状,常无缓脉、玫瑰疹或肝脾大,常在1~2周自愈。

2.钩端螺旋体病

有疫水接触史,临床表现有眼结合膜充血,全身酸痛,尤以腓肠肌疼痛与压痛为著,腹股沟淋巴结肿大等;外周血白细胞数增高,确诊有赖于相关的病原学及血清学检查。

3.急性病毒性肝炎

伤寒并发中毒性肝炎易与病毒性肝炎相混淆,但前者肝功能损害较轻,有黄疸者黄疸出现后仍发热不退,并有伤寒的其他特征性表现,后者肝炎病原学检查为阳性。

4.疟疾

患者有发热、肝脾大、白细胞减少与伤寒相似,但有流行病学病史,寒战明显,退热时出汗较多,红细胞和血红蛋白降低,外周血或骨髓涂片可以找到疟原虫。

5.革兰阴性杆菌败血症

患者有发热、肝脾大、白细胞减少,可与伤寒混淆。败血症多有原发病灶,热型多不规则,常呈弛张热,伴寒战,无相对缓脉。白细胞总数虽可减少,但中性粒细胞升高,血培养可分离出致病菌。

6.急性粟粒性肺结核

患者多有结核病史或与结核病患者密切接触史。发热不规则,常伴有盗汗、脉搏增快及呼吸急促等。发病2周后X射线胸片检查可见双肺有弥漫的细小粟粒状病灶。

7.恶性组织细胞病

患者有长程发热、肝脾大、白细胞减少与伤寒相似。但发热多为不规则高热,伴有进行性贫血、出血及淋巴结肿大,骨髓检查可发现恶性组织细胞。

六、治疗

(一)一般治疗与对症治疗

患者入院后按消化道传染病进行隔离,临床症状消失后每隔5~7 d送检粪便培养,连续2次阴性可解除隔离。

发热期患者应卧床休息,退热后 2～3 d 可在床上稍坐,退热后 1 周可由轻度活动逐渐过渡到正常活动量。应给予高热量、高营养、易消化的饮食,包括足量碳水化合物、蛋白质及各种维生素,应减少豆奶、牛奶等容易产气的食物;发热期间宜用流质或无渣半流饮食,少量多餐。退热后可逐渐进食稀饭、软饭,忌吃坚硬多渣食物,以免诱发肠出血和肠穿孔,一般热退后 2 周才恢复正常饮食。

患者高热时可物理降温,使用冰袋冷敷,和(或)25％～30％的乙醇四肢擦浴,发汗退热药如阿司匹林等,有时可引起低血压,应慎重。便秘时可用生理盐水 300～500 mL 低压灌肠,无效则可改用 50％甘油 60 mL 或液体石蜡 100 mL 灌肠,禁用高压灌肠和泻药。腹胀可采用松节油涂擦或肛管排气,禁用新斯的明等促进肠蠕动的药物。应选择低糖低脂肪的食物以减少腹泻,酌情给予黄连素口服,一般不使用鸦片酊,以免引起肠蠕动减弱,产生鼓肠。

有严重毒血症状者,可在足量有效抗菌药物治疗下使用糖皮质激素。常用氢化可的松 25～50 mg 或地塞米松 1～2 mg,1 次/d 静脉缓慢滴注;或口服泼尼松 5 mg,3～4 次/d,疗程不超过 3 d。对兼有毒血症状和明显鼓肠、腹胀的患者,应慎重使用激素,以免肠出血和肠穿孔的发生。

(二)病原治疗

1. 喹诺酮类

第 3 代喹诺酮类药物具有口服吸收良好,在血液、胆汁、肠道和尿道的浓度高,能渗透进入细胞内作用于细菌 DNA 旋转酶影响 DNA 合成发挥杀菌的药效,与其他抗菌药物无交叉耐药性,对氯霉素敏感、耐药的伤寒杆菌以及多重耐药的伤寒菌株均有良好的抗菌活性,是治疗伤寒的首选药物。但因其影响骨骼发育,孕妇、儿童和哺乳期妇女慎用。此外,近年来部分地区对喹诺酮类药物的耐药率明显升高,应根据药敏结果来选择用药。

目前常用的有氧氟沙星 300 mg,2 次/d 口服,或 200 mg,1/8～1 h 静脉滴注,疗程 10～14 d。环丙沙星 500 mg,2 次/d 或 1/8 h 口服或静脉滴注,疗程 10～14 d。

2. 第 3 代头孢菌素

第 3 代头孢菌素在体外对伤寒杆菌有强大的抗菌活性,毒副反应低,尤其适用于孕妇、儿童、哺乳期妇女以及氯霉素耐药菌所致伤寒。可用头孢曲松,成人 1～2 g,1/12 d 静脉滴注,儿童 100 mg/(kg·d),疗程 14 d;头孢噻肟,成人 1～2 g,1/8～12 d 静脉滴注,儿童 100～150 mg/(kg·d),疗程 14 d。

3. 氯霉素

氯霉素治疗伤寒已有 50 余年的历史,曾被作为治疗伤寒的首选药物,但随着耐药菌株的出现,目前已呈现多重耐药性。伤寒杆菌耐氯霉素的基因大部分位于质粒,少部分位于染色体,或二者兼有。多重耐药伤寒杆菌株的形成机制还有待进一步研究。

氯霉素可用于氯霉素敏感株。剂量为 25 mg/(kg·d),2～4 次/d,口服或静脉滴注,体温正常后剂量减半,疗程 2 周。新生儿、孕妇和肝功能明显损害者忌用,还应注意其毒副作用,经常复查血常规,白细胞低于 $2.5×10^9$/L 时须停药。

4. 氨苄西林(或阿莫西林)

该药毒性反应小,在肝胆系统浓度高,孕妇、婴幼儿、白细胞低及肝肾功能损害者仍可选用。氨苄西林成人 2～6 g/d,儿童 100～150 mg/(kg·d),3～4 次/d,口服或静脉滴注。阿莫西林成人 2～4 g/d,3～4 次/d,口服,14 d 1 个疗程。本药效果不太理想,故疗程宜长,以减少复发及慢性排菌。此外,一旦出现药疹应及时停药。

5.复方磺胺甲噁唑

口服吸收完全,但与氯霉素相似,耐药现象比较严重,且胃肠道反应和皮肤过敏较为明显,影响其在伤寒治疗中的广泛应用。成人 2 片,2 次/d,口服,儿童 SMZ 40～50 mg/(kg·d),TMP 10 mg/(kg·d),2 次/d,口服,14 d 1 个疗程。

综上所述,在没有伤寒药物敏感性试验结果之前,伤寒经验治疗的首选药物推荐使用第 3 代喹诺酮类药物,儿童和孕妇伤寒患者宜选用第 3 代头孢菌素。治疗开始以后,应密切观察疗效,尽快取得药物敏感性试验的结果,以便决定是否需要进行治疗方案的调整。

(三)带菌者的治疗

1.氨苄西林(或阿莫西林)

成人氨苄西林 4～6 g/d 或阿莫西林 4 g/d,或加丙磺舒 2 g/d,分 3～4 次/d,口服,6 周为 1 个疗程。

2.氧氟沙星或环丙沙星

成人氧氟沙星 300 mg,2 次/d,环丙沙星 500～750 mg,2 次/d,口服,6 周为 1 个疗程。

(四)并发症的治疗

1.肠出血

绝对卧床休息,严密观察血压、脉搏、神志变化及便血情况;暂禁食或进少量流质;可静脉滴注葡萄糖生理盐水,注意电解质平衡,并加用维生素 K、安络血,抗血纤溶芳酸或止血粉等止血药;根据出血情况酌量输血;如患者烦躁不安,可注射镇静剂,如安定、苯巴比妥钠,禁用泻剂及灌肠;经积极治疗仍出血不止者,应考虑行手术治疗。

2.肠穿孔

除局限者外肠穿孔伴发腹膜炎的患者应及早手术治疗,同时加用足量有效的抗生素。

3.中毒性心肌炎

严格卧床休息,加用肾上腺皮质激素、维生素 B₁、ATP,静脉注射高渗葡萄糖液。如出现心力衰竭,应积极处理,可使用洋地黄和速尿并维持至临床症状好转,但患者对洋地黄耐受性差,所以用药时宜谨慎。

4.中毒性肝炎

除护肝治疗外可加用肾上腺皮质激素。

5.胆囊炎

按一般内科进行治疗。

6.溶血性尿毒综合征

控制伤寒杆菌的原发感染可用氨苄西林或阿莫西林;还应输血、补液,使用糖皮质激素如地塞米松、强的松龙等,使用后可迅速缓解病情,尤其是儿童患者。抗凝疗法,可用小剂量肝素 50～100 μg/(kg·d),静脉注射或静脉滴注,必要时可行腹膜或血液透析以及时清除氮质血症,促进肾功能恢复。

7.DIC

给予抗凝治疗,酌情输血,并积极控制原发感染。

第二节　副伤寒

副伤寒是由副伤寒甲、乙、丙三种沙门菌引起的急性传染病。其病原分别属于沙门菌 A、B、C 组,生化特征类似伤寒杆菌,而菌体抗原和鞭毛抗原成分不同。副伤寒丙有 Vi 抗原。各种副伤寒杆菌在自然条件下只对人有致病作用。

副伤寒的传染源、传播途径和易感人群与伤寒基本相似。

副伤寒的流行特征也与伤寒基本相似,过去常年散发,以夏秋季为主;发病率较伤寒低,但近年来发病率明显升高,甚至成为一些地区的主要病种。流行可能与以下因素有关:①伤寒与副伤寒之间没有交叉免疫力,伤寒三联菌苗由于副作用大、接种程序繁琐已停止使用,改用的伤寒 Vi 菌苗对副伤寒无作用;②副伤寒临床表现不典型,容易造成误诊和漏诊,导致流行;③可能与环境和副伤寒甲的传播能力强等因素有关。

副伤寒的肠道病变较少而表浅,肠出血和穿孔的机会较少,但胃肠炎型的肠道病变明显而广泛,常累及大肠。败血症型的常有关节、骨、心包、脑膜及软组织等的迁徙性化脓性病灶。

对副伤寒来说,普遍易感,但相对儿童的发病率较高,成人的副伤寒以副伤寒甲多见,儿童以副伤寒乙较常见。潜伏期一般 8～10 d,少数可 3～16 d。

副伤寒甲、乙的临床表现与伤寒相似,但病情更轻、病程较短。起病常有腹痛、腹泻、呕吐等急性胃肠炎症状,2～3 d 后缓解,随之体温升高且波动较大,稽留热少见。热程短,副伤寒甲 3 周,副伤寒乙 2 周。皮疹出现较早,颜色深,量稍多,可遍布全身。副伤寒甲由于近年来的广泛流行,临床表现呈现多样化,发热是最早出现和最突出的症状,不规则热和弛张热多于稽留热,其次是头痛、乏力较为明显,起病初期常伴有上呼吸道、消化道症状,如咳嗽、吐痰、恶心、呕吐、腹痛及腹胀等,易与上呼吸道感染或消化道疾病混淆而误诊、漏诊。副伤寒甲的复发率较高,病死率较低。

副伤寒丙的临床表现较为复杂,可表现为轻型伤寒、急性胃肠炎型或脓毒血症型。急性胃肠炎型以胃肠炎症状为主,病程短。脓毒血症型常见于体弱的儿童,起病急,寒战、高热,热型不规则,半数以上患者可出现迁徙性化脓性并发症,以肺部、骨骼及关节等部位的局限性化脓灶多见,肠出血、肠穿孔少见。

在伤寒、副伤寒流行区及流行季节,发热患者均应考虑到本病的可能,与伤寒相比,副伤寒的白细胞减少不明显,但嗜酸性粒细胞减少或消失相对常见。肥达反应有一定的参考价值,但副伤寒的凝聚效价较低,部分患者可始终为阴性。确诊有赖于血、骨髓、脓液等标本的细菌培养。

副伤寒的并发症与伤寒相似,以中毒性肝炎最常见,发生率为 30%～70%,其次为心肌损害,少数患者还可引起浆膜腔积液,肠出血和肠穿孔少见。

副伤寒疗与伤寒相同,当副伤寒丙出现脓肿时,可行外科手术排脓,并加强抗菌治疗。

第三节　沙门菌属感染

沙门菌属是一大群形态、生化性状及抗原结构相似的革兰阴性杆菌。沙门菌感染是由各种沙门菌所引起的急性传染病,传染方式主要是通过被污染的肉类食物等引起发病,由于致病菌和机体反应性不同,临床上主要表现为急性胃肠炎型、败血症型、伤寒型、局部化脓感染型及无症状感染。

一、病因与发病机制

(一)病因

沙门菌(Salmonellae)是以第一个从猪小肠内分离到猪霍乱沙门菌的病理学家 Salmon 的名字而命名的。沙门菌是一种人畜共患的致病菌,有些沙门菌的血清型,如伤寒沙门菌(S. typhi)、副伤寒沙门菌(S. paratyphi)只对人类致病,其他一些细菌如鼠伤寒沙门菌,可以感染人类和多种动物。而另一些沙门菌,如都柏林沙门菌(S. dublin)主要感染牛,而亚利桑那沙门菌(S. arizonae)则主要感染爬行类动物,只在某些情况下才会感染人类。

沙门菌是肠杆菌家族中的一员。目前将沙门菌分为两种,分别为猪霍乱沙门菌(S. choleraesuis)和邦戈沙门菌(S. bongori),每一种都存在着多种亚型和血清型,亚型还可以通过血清学的方法被分为 2400 种血清型,血清学的分型主要是根据菌体(O)抗原、表面(Vi)抗原和鞭毛(H)抗原的不同,各种血清型致病力的强弱有很大差别,对人类具有致病性的有伤寒沙门菌、副伤寒沙门菌、猪霍乱沙门菌、鼠伤寒沙门菌、肠炎沙门菌、牛沙门菌和鸭沙门菌等。

沙门菌为革兰染色阴性杆菌,无芽孢,无荚膜,大多有鞭毛及动力,大小为 $(2\sim3)\mu m\times(0.4\sim0.6)\mu m$,在普通培养基上呈中等大小的无色半透明光滑菌落,不分解乳糖、蔗糖,发酵葡萄糖,能分解尿素、吲哚,VP 试验阴性。沙门菌对外界环境的抵抗力较强,在水、食物或肉类食品中可存活 1 年以上,不耐高温和干燥,65 ℃ 15 min 可被杀死,在 5% 的石炭酸或 1 : 500 L汞中,5 min 即死亡。

沙门菌的主要抗原成分为菌体抗原(O)、鞭毛抗原(H)和荚膜抗原(Vi),"O"抗原存在于菌体细胞壁最外层,化学成分为脂多糖,目前已发现有 60 多种,一种菌体有一种或多种不同的"O"抗原,与致病密切相关的多属 A、B、C、D 和 E 组,"O"抗原刺激机体产生 IgM 抗体;"H"抗原为蛋白质,刺激机体产生 IgG 抗体。

(二)发病机制

沙门菌感染后是否发病与机体抵抗力、吞食细菌的数量、血清型及侵袭力等有关。大量活菌的侵入可引起显性感染,细菌量少时常呈暂时的带菌状态,不同血清型细菌的侵袭力与致病力显著不同,鸭沙门菌仅引起无症状的胃肠道感染,而猪霍乱沙门菌和鼠伤寒沙门菌常引起败血症和迁徙性病灶。

沙门菌性胃肠炎的主要病变部位是小肠,也可累及结肠引起痢疾样症状;沙门菌具有侵袭性,引起黏膜炎症反应伴黏膜下层中性粒细胞浸润,有时可深至固有层;沙门菌还可分泌肠毒素引起腹泻的发生。沙门菌侵入血流可以胃肠道为原发病灶,但更多的病例却无胃肠炎作为前驱病变,血源入侵的细菌可能停留于任何部位,导致胃、关节、脑膜、胸膜或其他部位的化脓性病变。

二、临床表现

潜伏期与感染的细菌数量及临床类型有关,食入被细菌污染的食物后可在 8～48 h 发生胃肠炎症状,败血症型与伤寒型的潜伏期为 1～2 周。

（一）胃肠炎型

是最常见的临床类型,占 70%,较常见的病原菌为鼠伤寒沙门菌。常呈急性起病,有恶心呕吐、腹痛和腹泻,大便为水样,数次至数十次,量多,粪质少,偶可呈黏液或脓性便;常伴有发热,体温可达 38～39 ℃。沙门菌胃肠炎的病情轻重差异很大,重者可呈暴发型并伴有脱水,可引起休克和肾衰竭,甚至死亡,此种情况较易发生在早产儿和营养不良的儿童中。

沙门菌胃肠炎的症状多在 2～3 d 消失,偶尔也可迁延至 2 周之久,病死率低,很少超过 1%,死亡病例几乎都是婴儿、老人和身体衰弱的人。白细胞数多正常,血培养阴性,急性期大便可培养出病原菌,胃肠炎开始后 2 周有 50% 的患者大便培养仍为阳性。

（二）伤寒型

临床表现与轻型伤寒相似,但潜伏期较短(平均 3～10 d),病程也较短(一般为 1～3 周),病情多较轻。热型呈弛张热,可有相对缓脉,但皮疹少见,腹泻较多,肠出血及肠穿孔很少发生,伤寒型偶有以胃肠炎作为早期表现,随后出现伤寒表现,白细胞数减少,血、大便培养阳性,较常引起本型的病原菌为猪霍乱沙门菌。

（三）败血症型

发病呈散在性,多见于儿童、体质虚弱者和有慢性疾病的患者,常见的病原菌为猪霍乱沙门菌。起病多急骤,有发热、寒战、出汗及胃肠道症状,热型呈不规则型、弛张型或间歇型,高热可持续 1～3 周,有并发症如化脓性病灶时,则发热可迁延更长时间或反复急性发作;肝脾常肿大,偶见黄疸。白细胞数多正常,血培养有病原菌。

（四）局部化脓感染型

常见病原菌为鼠伤寒沙门菌、猪霍乱沙门菌和肠炎沙门菌。在发热或热退后可出现局部化脓性病灶,也可由轻型病例所并发,或在发病前完全没有症状。这些化脓性病灶可在身体任何部位发生,成为临床的主要表现,以支气管肺炎、肺脓肿、胸膜炎、脓胸、心内膜炎、心包炎、肾盂肾炎、肋软骨脓肿、肋骨骨髓炎及脑膜炎等较多见;此外,腮腺炎、脾脓肿、腹腔内脓肿、乳腺脓肿及皮肤溃疡等也有报道。某些疾病如镰状细胞贫血的患者,易发生本型感染,化脓感染灶常出现于原有病变的局部,如血肿、梗死、囊肿、新生物及动脉瘤等。

沙门菌感染的四种临床类型常不易明确划分,它们可互相重叠;如胃肠炎可伴发或继发菌血症,败血症易并发局部化脓灶,局部化脓灶亦可继发菌血症。沙门菌感染可无症状,仅在流行病学调查中发现大便培养阳性、血清凝集效价升高,这些人没有症状,但有与患者接触或进食过污染食物的历史。动物常可被多种沙门菌感染,而且食物在储存、运输、分配等过程中可以互相接触污染,所以人类偶可同时感染两种沙门菌。

三、诊断

有发热伴急性胃肠炎或类似伤寒或败血症的相关临床症状,血白细胞计数基本正常,从排泄物、可疑食物、血液中分离到病原菌即可确诊。有局部病灶形成时,应及早做局部细菌学检查,重症患者应寻找原发病。

四、鉴别诊断

沙门菌感染的胃肠炎型应与金黄色葡萄球菌、副溶血弧菌、变形杆菌等引起的食物中毒以及化学毒物与生物毒物引起的胃肠炎相鉴别；伤寒型和败血症型应与伤寒及副伤寒相鉴别，典型伤寒有玫瑰疹、相对缓脉、肝脾大，可发生肠穿孔、肠出血等并发症，而伤寒型及败血症型沙门菌感染则少见，血清肥达反应及血、骨髓、大小便培养有助于鉴别诊断；局部化脓感染型与其他细菌引起的局部感染在临床上很难区别，可以通过局部病灶的脓液培养出致病菌进行鉴别。

五、治疗

应积极给予一般支持及对症治疗，维持体内水、电解质的平衡，可予口服及静脉补液，中毒症状严重者必要时可使用糖皮质激素。对轻症胃肠炎型沙门菌感染，不宜使用抗菌药物治疗以免引起菌群失调产生耐药菌株和延长带菌时间，但对易于发生菌血症和败血症的小婴儿、免疫功能低下的白血病/恶性肿瘤患儿、先天性免疫缺陷病患儿、激素治疗者与其他重症患者例外。败血症型、伤寒型和局部化脓感染型必须使用抗生素，喹诺酮类药物为首选，可用左氧氟沙星 300 mg，2 次/d 口服；或 200 mg，1 次/8～12 h 静脉滴注，疗程 14 d；或环丙沙星 500 mg，2 次/d 口服，或 1 次/8 h 静脉滴注，疗程 14 d。喹诺酮类药物具有抗菌谱广，细菌耐药率低的特点，但因其可影响骨骼发育，孕妇、儿童、哺乳期妇女应避免使用。第 2、3 代头孢菌素、氨苄西林、复方磺胺甲噁唑等对沙门菌感染也有很好的疗效，氯霉素可用于不耐药的沙门菌感染。有骨髓炎、脑膜炎等局灶性感染者应静脉给药，且疗程延长，同时可进行手术引流。

第四节 细菌性痢疾

一、概述

细菌性痢疾是指由一些病原菌感染引起的痢疾样病变，如志贺菌、侵袭性大肠杆菌及空肠弯曲菌等。本节仅指志贺菌属（痢疾杆菌）引起的肠道传染病，又称志贺菌病，简称菌痢。主要病变是结肠的化脓性炎症。主要表现是腹痛、腹泻、里急后重、黏液脓血便，可有畏寒、发热、全身不适、四肢无力等全身症状；严重者可有感染性休克和（或）中毒性脑病。本病常年散发，夏秋多见，是我国的常见病和多发病。急、慢性患者及带菌者都是传染源。细菌通过食物、水、日常生活接触以及苍蝇传播，尤其是食物及水被污染后可引起暴发流行。人群对本病普遍易感，尤其是儿童感染机会更多。抗生素治疗有效。

二、病原学

志贺菌属的原型（1 型）痢疾志贺菌（S. dysenteriae）是 1896 年，Kiyoshi Shiga 在日本发生的一次严重的痢疾流行事件中发现的，在那次事件中，将近 90000 人受累，死亡率达到 30%。Shiga 详细描述了他分离出的这种革兰阴性杆菌的特点，并证实感染患者对这种细菌具有相同的血清学反应，提出先前描述的可能是同一种微生物。其他学者很快证实志贺菌存在于全世界许多地方。

志贺菌是革兰阴性、无荚膜柱状杆菌，没有鞭毛，没有动力，并且不表达 H 抗原。典型者不能发酵乳糖、不产气（极少数例外）、赖氨酸脱羧酶、乙酸盐和盐酸盐阴性。按抗原结构和生化反应可分为四群:痢疾志贺菌、福氏志贺菌、鲍氏志贺菌和宋内志贺菌,分别为 A、B、C、D 群。所有痢疾杆菌均能形成内毒素,志贺菌除内毒素外,还可产生外毒素。现用 Ipa 质粒抗原和志贺毒素(ShT)基因作 PCR 测定,为快速诊断开辟了新的途径。

三、流行病学

志贺菌病在全世界均可发生,据估计每年可导致 130 万人死亡,尤其是新生儿和儿童。志贺菌病患者和带菌者是本病的传染源。志贺菌从粪便中排出后,可直接或间接(通过苍蝇等)污染食物、饮水、食具、日常生活用具和手等,再经口传染给健康人。这种微生物的宿主适应性非常强,自然状态下只有人类和某些灵长类动物感染。尽管可以发生与食物和水源相关的疾病暴发,但大多数是通过人与人之间的接触而传播的。与其他肠道致病菌不同,志贺菌病最突出的特点之一是,极少量的致病菌就足以导致疾病的发生:10～100 个 1 型痢疾志贺菌、数千个福氏志贺菌、宋内志贺菌就足以导致一个相当健康的成年人出现痢疾症状。食物和饮水的污染有时可引起本病的暴发流行。

志贺菌病全年均可发生,但以夏秋季最为多见。儿童发病率一般较高,其次是 20～39 岁青壮年,老年患者较少。

尽管志贺菌病是世界性分布的疾病,但不同地区的流行情况仍有差异。这种疾病与贫困、人口拥挤、个人卫生差、水资源短缺和营养不良有着突出的关联,而这些现象是发展中国家以及发达国家中弱势人群的特点,是感染的重要社会决定因素。这些因素的影响,使得发展中国家和发达国家志贺菌病的发病率有着显著的差异。

四、发病机制与病理

痢疾杆菌经口进入消化道后,在抵抗力较强的健康人可被胃酸大部分杀灭,即使有少量未被杀灭的病菌进入肠道,也可通过正常肠道菌群的拮抗作用将其排斥。此外,在有些过去曾受感染或隐性感染的患者,其肠黏膜表面有对抗痢疾杆菌和特异性抗体(多属分泌性 IgA),能排斥痢疾杆菌,使之不能吸附于肠黏膜表面,从而防止菌痢的发生。而当人体全身及局部抵抗力降低时,如一些慢性病、过度疲劳、暴饮暴食及消化道疾患等,即使感染小量病菌也容易发病。

痢疾杆菌侵入肠黏膜上皮细胞后,先在上皮细胞内繁殖,然后通过基底膜侵入黏膜固有层,并在该处进一步繁殖,在其产生的毒素作用下,迅速引起炎性反应,其强度与固有层中的细菌数量成正比,肠上皮细胞坏死,形成溃疡。菌体内毒素吸收入血,引起全身毒血症。

中毒型菌痢大多发生于儿童,其发病机制尚未查明,可能因患者为特异体质,故对细菌毒素呈强烈过敏反应。

五、临床表现

潜伏期一般为 1～3 d(数小时至 7 d)。流行期为 6～11 月,发病高峰期在 8 月。

病菌侵入人体后一般在 1～3 d 出现症状。起病大多较急,出现畏寒、发热、全身不适及四肢无力等全身症状;伴腹痛、腹泻,腹痛主要在脐周围及下腹部,呈阵发性,腹部体检可有左下腹压痛;腹泻每天 10 多次至数十次,严重者可造成脱水现象。大便呈水样,粪质较少,含有脓血及较多黏液。常常伴有里急后重(即排不尽的感觉)或肛门坠痛的感觉。

(一)急性菌痢

典型病变过程分为初期的急性卡他性炎症,后期的假膜性炎症和溃疡,最后愈合。主要有全身中毒症状与消化道症状,可分成四型:

1. 轻型

全身中毒症状、腹痛、里急后重均不明显,体温正常或稍高,腹泻较轻,糊状或水样便,混有少量黏液,无脓血,每日大便 10 次以内,常需实验室检查确诊。一般病程 3~6 d。

2. 普通型

起病急,有中度毒血症表现,畏寒、发热,体温可达 39 ℃左右。伴头痛、乏力、食欲减退、恶心、呕吐、阵发性腹痛和腹泻,每天排便数十次,量少,稀便转成脓血便,里急后重感显著。一般病程 10~14 d。

3. 重型

有严重全身中毒症状及肠道症状。常起病急、高热、恶心、呕吐,剧烈腹痛及腹部(尤为左下腹)压痛,里急后重明显,脓血便,便次频繁,甚至失禁。病情进展快,明显失水,四肢发冷,极度衰竭,易发生休克。

4. 中毒型

儿童多发,一般见于 2~7 岁。病原菌多为福氏或宋内痢疾杆菌。起病急骤,有严重的全身中毒症状,发展极快,中毒症状可先于肠道症状数小时,也有在较轻腹泻数日后突然变化者。突发高热,可达 40 ℃以上,精神萎靡、嗜睡或烦躁不安,接着有反复惊厥、神志昏迷。但肠道病变和症状较轻微,这是由于痢疾杆菌内毒素的作用,并且可能与某些儿童的特异性体质有关。中毒型菌痢又可根据不同的临床表现分为三型:①休克型:患者可出现面色灰白、口唇发绀、四肢发冷、皮肤呈花斑状、脉搏微弱、血压下降、少尿和无尿,不同程度的意识障碍,甚至昏迷等循环衰竭表现;②脑水肿型:可有呼吸节律不齐、深浅不匀、双吸气或呼吸暂停等呼吸衰竭症状,并可有血压升高、嗜睡、反复呕吐、惊厥和面色苍白,继而昏迷等颅高压表现;③混合型:是以上两型的综合表现,最为严重。中毒型菌痢患者如不及时抢救,可于短期内死亡。由于肠道症状不明显,极易误诊。在夏秋季节对疑有此病的患者,应用冷盐水灌肠或做肛门拭纸采取粪便,做显微镜检查和细菌培养以明确诊断。

(二)慢性菌痢

急性菌痢患者反复发作或迁延不愈达 2 个月以上者即转为慢性菌痢。常常因受凉、吃生冷食物和疲劳等原因而反复急性发作。部分病例可能与急性期治疗不当或致病菌种类(福氏菌感染易转为慢性)有关,也可能与全身情况差或胃肠道局部有慢性疾患有关。主要病理变化是结肠溃疡性病变,溃疡边缘可有息肉形成,溃疡愈合后留有瘢痕,导致肠道狭窄,若瘢痕正在肠腺开口处,可阻塞肠腺,导致囊肿形成,其中贮存的病原菌可因囊肿破裂而间歇排出。慢性型有三种表现:①慢性隐伏型:1 年内有菌痢史,但无临床症状,大便病原菌培养阳性,乙状结肠镜检有异常;②慢性迁延型:有急性菌痢史,长期迁延不愈,时有腹胀或长期腹泻,大便经常或间歇带有黏液或脓血。大便培养阳性,长期间歇排菌,为重要的传染源;③慢性型急性发作:患者有急性菌痢史,急性期后症状已不明显,常因饮食不当、受凉、劳累等而激起急性发作,但全身毒血症状较急性期轻。

六、实验室检查

1.血常规

急性期白细胞总数及中性粒细胞增高。慢性患者可有轻度贫血。

2.大便常规检查

大便的显微镜检查可见大量脓细胞及红细胞,并有巨噬细胞。可以鉴别细菌性痢疾、其他侵袭性细菌性腹泻,如阿米巴病以及分泌型细菌性腹泻,如霍乱。白细胞不仅见于痢疾,而且见于与宋内、志贺菌感染有关的水样泻中,是所有志贺菌病的特点,而不仅限于痢疾。在细菌性痢疾患者中,用光学显微镜直接检测患者的粪便,每高倍视野中白细胞数目超过 50 个的占 85%,而阿米巴痢疾只占 28%,通常认为阿米巴可以溶解中性粒细胞,因而粪便中的炎性渗出物很少。粪便中的中性粒细胞呈弥漫性分布是诊断细菌性痢疾的一个好线索。检测粪便中的白细胞还可以指导是否进行粪便培养。如果首先检测粪便中的白细胞,并仅对存在白细胞的标本进行培养,那么每份粪便培养结果为阳性的费用就显著下降,并且增加了分离出志贺菌、沙门菌和弯曲杆菌的可能。粪便中存在红细胞是另一个初(预)筛培养标本的有用指标。

3.大便培养

可检出致病菌。粪便标本如果没有及时处理,其中的志贺菌就会很快死亡。分离志贺菌最好的办法就是同时获得粪便和直肠拭子标本,迅速接种到选择培养平板中,这一过程最好在床旁进行,然后迅速放置到 37 ℃进行培养。如果估计标本转运到实验室的时间可能较长,那么就应该直接将其接种到转运培养基中,如缓冲甘油盐水或 Carey-Blair 转运培养基。缓冲甘油盐水是一种真正的转运培养基,在接种后应进行冷冻,而且当标本到达实验室后,应尽快接种到选择培养平板中。如果临床上高度怀疑志贺菌感染,则应多次进行互相独立的培养,增加发现细菌的机会。如果在床边采标本,阳性率可达 50%~60%。为了更好地分离出志贺菌,在每次培养中应使用多个培养基。理想的情况是,所选用的培养基应包括轻度选择培养基,例如 MacConkey 琼脂(标准培养基)、去氧胆酸盐、伊红甲烯蓝琼脂(EMB);高度选择培养基,如 Hektoen-Enteric(HE)、沙门菌-志贺菌(SS)、木糖-赖氨酸-去氧胆酸盐琼脂(XLD)。SS 琼脂的优点是无需高压灭菌,因为这种培养基可以抑制常见的污染菌生长,但是 SS 琼脂分离沙门菌的效果优于志贺菌,而且对于 1 型痢疾志贺菌的分离效果相当差。适当的抗生素治疗可促使培养迅速转为阴性。

4.分子生物学技术

利用 DNA 探针或聚合酶链反应(PCR)的分子生物学技术,研究者可以确定粪便中志贺菌的流行情况。尽管使用 DNA 探针的特异性和敏感性均优于传统的微生物学技术,但是无论是使用放射性检测系统还是非放射性检测系统,这种方法都需要大量的劳力、时间,花费更高。PCR 可以检测到极少量的细菌,其敏感性高于传统的微生物学技术或 DNA 探针,并且具有简便快捷的优点。直接将粪便 PCR 后,用酶联免疫分析法(ELISA)检测 PCR 产物的方法优于琼脂糖凝胶电泳法,并且可以实现自动化和大规模检测。但是,PCR 结果可能过于敏感,少量的过路细菌可以导致 PCR 阳性,从而出现假阳性结果。使用分子诊断技术同样需要专业人员、设备和独立的清洁实验室,从而避免外源性 DNA 的污染,在基层医院,这些条件可能很难达到。PCR 诊断的一个突出的优点是,即使患者已经使用抗生素,也可以鉴定出志贺菌因为扩增出的细菌 DNA 并不依赖于细菌的复制。PCR 还可以鉴别志贺菌和其他病菌引起的腹泻。在一项实际检测中,同一份腹泻粪便样本进行多重 PCR,可以同时鉴定多种病原菌。

5.血清学诊断

在流行病学研究中,检测志贺菌脂多糖抗体是诊断既往志贺菌感染的一种可供选择的方法。最近,由于对志贺菌脂多糖结构的认识取得了一系列的进展,这一技术得到了进一步的发展。现已开发出一种 1 型痢疾志贺菌的脂多糖酶免疫试剂盒(EIA),可用于测定抗-脂多糖型特异性免疫球蛋白 IgG 和 IgA,进行血清学诊断,其敏感性和特异性均好。

七、诊断

流行季节有腹痛、腹泻及脓血样便者即应考虑菌痢的可能。但应注意急性期患者多有发热,且多出现于消化道症状之前。慢性期患者的过去发作史甚为重要,大便涂片镜检和细菌培养有助于诊断的确立。免疫学与分子生物学检查可增加早期诊断的敏感性与特异性。乙状结肠镜检查及 X 射线钡剂检查,对鉴别慢性菌痢和其他肠道疾患有一定价值。在菌痢流行季节,凡突然发热、惊厥而无其他症状的患儿,必须考虑到中毒型菌痢的可能,应尽早用肛拭采取标本或以盐水灌肠取材做涂片镜检和细菌培养。

八、鉴别诊断

急性菌痢应与下述疾患鉴别:

1.阿米巴痢疾

起病一般缓慢,少有毒血症症状,少有里急后重感,大便次数也较少,腹痛多在右侧,典型,粪便呈果酱样,有腐臭。镜检仅见少许白细胞、红细胞凝集成团,常有夏科-雷登结晶体,可找到阿米巴滋养体。乙状结肠镜检查,见黏膜大多正常,有散在溃疡。本病可并发肝脓肿。

2.流行性乙型脑炎

本病表现和流行季节与菌痢(重型或中毒型)相似,后者发病更急,进展迅猛且易并发休克,温盐水灌肠及细菌培养有利于鉴别诊断。前者血清乙脑特异性 IgM 抗体阳性,脑脊液有炎症改变。

此外,本病尚应与沙门菌、侵袭性大肠杆菌、空肠弯曲菌、耶尔森菌肠炎和各种侵袭性肠道病菌引起的食物中毒等相鉴别。慢性菌痢应与慢性血吸虫病、直肠癌和非特异性溃疡性结肠炎等鉴别。

九、治疗

大多数轻症细菌性痢疾患者,尤其是那些由宋内志贺菌引起的患者,疾病是自限性的,在数天中即可自行恢复,不需要进行特殊处理。症状较重者可予支持、对症及抗生素治疗。

(一)急性菌痢的治疗

1.一般疗法和对症疗法

患者应给予消化道隔离(至症状消失,大便培养连续 2 次阴性为止)和卧床休息。饮食一般以流质或半流质为宜,忌食多渣多油或有刺激性的食物。有失水现象者可给予口服补液盐。如有呕吐等而不能由口摄入时,则可给予生理盐水或5%葡萄糖盐水静脉滴注,注射量视失水程度而定,以保持水和电解质平衡。有酸中毒者,酌情给予碱性液体。对痉挛性腹痛可给予阿托品及腹部热敷,忌用显著抑制肠蠕动的药物,以免延长病程和排菌时间。这类药物虽可减轻肠痉挛和缓解腹泻,在一定程度上可减少肠壁分泌,但实际上腹泻是机体防御功能的一种表现,且可排除一定数量的致病菌和肠毒素,因此不宜长期使用解痉剂或抑制肠蠕动的药物。特别对伴高热、毒血症或黏液脓血便患者,应避免使用,以免加重病情。婴幼儿也不宜使用此类药物。高热者可用退热药及物理降温。

2. 病原治疗痢疾杆菌

宜选择易被肠道吸收的口服药物,病重或估计吸收不良时加用肌内注射或静脉滴注抗菌药物,疗程原则上不宜短于5~7 d,以减少恢复期带菌。

(1)氟喹诺酮类:该类药物对痢疾杆菌具良好的杀菌作用,毒副作用少,为成人菌痢的首选药。常用诺氟沙星300~400 mg,2次/d,口服。培氟沙星200~400 mg,2次/d,口服,或400 mg,2次/d,静脉滴注。氧氟沙星200~300 mg,2~3次/d,口服;或200 mg,每12 h静脉滴注。环丙沙星每次500 mg,2次/d,口服,或400 mg,每12 h静脉滴注。该类药可能会影响婴幼儿骨骺发育,故不宜用于小儿和孕妇。近年来,该类药物耐药菌株已见增多。

(2)其他抗生素:阿莫西林、磷霉素、第一代或第二代头孢菌素等皆可使用。近年来志贺菌对各种抗菌药物的耐药性逐年增加,且可呈多重耐药性,应结合药物敏感试验。抗菌药物疗效的考核应以粪便培养阴转率为主,治疗结束时阴转率应达90%以上。

(二)中毒性菌痢的治疗

本型来势迅猛,应及时针对病情采取综合性措施抢救。

1. 抗菌治疗药物选择

基本与急性菌痢相同,但应先静脉滴注有效的抗菌药物,如头孢噻肟、头孢曲松等第三代头孢菌素,儿童应用第三代头孢菌素。如中毒症状好转后,按一般急性菌痢治疗,改用口服抗菌药物,总疗程7~10 d。

2. 高热和惊厥的治疗

高热易引起惊厥而加重脑缺氧和脑水肿,应用安乃近及物理降温,无效或伴躁动不安、反复惊厥或惊跳者,可给予亚冬眠疗法,以氯丙嗪与异丙嗪各1~2 mg/kg肌内注射,必要时静脉滴注,病情稳定后延长至2~6 h注射1次,一般5~7次即可撤除,尽快使体温保持在37 ℃左右。氯丙嗪(冬眠灵)具有安定中枢神经系统和降温的作用,可降低组织耗氧量,抑制血管运动中枢,可使小动脉和小静脉扩张,从而改善微循环和增进脏器的血流灌注。还可给地西泮(安定)、水合氯醛或巴比妥钠。

3. 循环衰竭的处理

①扩容、纠正酸中毒治疗:因有效循环血量减少,应予补充血容量,可予低分子右旋糖酐10 mg/(kg·次),静脉滴注;5%碳酸氢钠3~5 mL/(kg·次),稀释至1.4%,静脉推注或静脉滴注,0.5~1 h输入,继续再给等张含钠溶液,第1 h总量给予15~20 mL/kg,第2 h、8 h给8~10 mL/kg,以后儿童6~80 mL/(kg·d)。②血管活性药物的应用:针对微血管痉挛应用血管扩张剂,采用山莨菪碱,成人剂量为10~20 mg/次,儿童每次0.3~0.5 mg/kg,或阿托品成人1~2 mg/次,儿童每次0.03~0.05 mg/kg,注射间隔和次数视病情轻重和症状缓急而定,轻症每隔30~60 min肌内注射或静脉注射1次;重症每隔10~20 min静脉注射1次,待

面色红润、循环呼吸好转、四肢温暖、血压回升即可停药，一般用3～6次即可奏效。如上述方法治疗后周围循环不见好转，可考虑以多巴胺与间羟胺联合应用；③强心治疗：有左心衰和肺水肿者，应给予毛花苷丙（西地兰）等治疗；④抗凝治疗：有DIC者采用低分子肝素抗凝疗法；⑤肾上腺皮质激素的应用：氢化可的松每日5～10 mg/kg静脉滴注，可减轻中毒症状、降低周围血管阻力、加强心肌收缩、减轻脑水肿、保护细胞和改善代谢，成人200～500 mg/d，一般用药3～5 d。

4. 治疗呼吸衰竭

应保持呼吸道通畅、给氧、脱水疗法（如应用甘露醇或山梨醇）、严格控制入液量。必要时给予洛贝林（山梗菜碱）、尼可刹米等肌内注射或静脉注射。危重病例应给予心肺监护器、气管插管或应用人工呼吸器。

5. 纠正水与电解质紊乱

应补充失液量及钾、钠离子，但需慎防用量过大、速度过快而引起肺水肿、脑水肿。

（三）慢性菌痢的治疗

需长期、系统治疗。应尽可能地多次进行大便培养及细菌药敏试验，必要时进行乙状结肠镜检查，作为选用药物及衡量疗效的参考。

1. 抗生素的应用

首先要抓紧致病菌的分离鉴定和药敏检测，致病菌不敏感或过去曾用的无效药物不宜采用。大多主张联合应用两种不同种类的抗菌药物，剂量充足，疗程要延长且需重复1～3个疗程。可供选用药物同急性菌痢。

2. 局部灌肠疗法

使较高浓度的药物直接作用于病变部位，以增强杀菌作用，并刺激肉芽组织新生，一般行保留灌肠。常用的药物为5%大蒜浸液或0.5%～1%新霉素或0.5%卡那霉素100～200 mL，每日1次，10～15次为1个疗程。灌肠液中加入少量肾上腺皮质激素可增加渗透性而提高疗效。

3. 肠道紊乱的处理

可酌情用镇静、解痉或收敛剂。长期抗生素治疗后肠道紊乱，可给乳酶生或小剂量异丙嗪、复方苯乙哌啶。也可以0.25%普鲁卡因液100～200 mL保留灌肠，每晚1次，疗程10～14 d。

4. 肠道菌群失调的处理

限制乳类和豆制品。微生态制剂如培菲康（双歧杆菌、嗜酸乳杆菌、肠球菌三联活菌）或地衣芽胞杆菌胶囊，可补充正常生理性细菌，调整肠道菌群，前者成人2粒/次，后者2粒/次，皆每日3次。酪酸梭菌活菌片可促进肠道正常细菌生长，每次40 mg，3次/d。

5. 菌苗治疗

应用自身菌苗或混合菌苗，隔日皮下注射一次，剂量自每日0.25 mL开始，逐渐增至2.5 mL，20 d为1个疗程。菌苗注入后可引起全身性反应，并导致局部充血，促进局部血流，增强白细胞吞噬作用，也可使抗生素易于进入病变部位而发挥效能。此外，也可试以噬菌体治疗。

慢性菌痢的治疗效果尚欠满意，如有显著症状而大便培养阳性，则需隔离治疗。此外，应追查促使转为慢性的诱因，例如是否有寄生虫病、胃炎等夹杂症，对有关伴发病进行适当的治疗,鉴于慢性菌痢病程较长,其急性症状常有自然缓解倾向,因此,必须反复进行大便培养,才能判断治疗效果。

十、预防

(一)管理传染源

患者应及时隔离彻底治疗至粪便细菌培养阴性。从事饮食、自来水厂及托幼的工作人员应定期粪检,带菌者应调离工作及彻底治疗。

(二)切断传播途径

搞好饮食、饮水卫生;搞好个人及环境卫生,如合理的处理可能被粪便污染的物品,在有条件的地方用肥皂洗手。做好"三管一灭":在苍蝇很多并且能接触到粪便的地区,没有水冲式或水封式厕所以及排污系统的地区,苍蝇可以通过粪便到食物传播志贺菌感染。因此,灭蝇可以降低感染的发生率。

(三)保护易感人群

尽管现在对志贺菌病的发病机制和宿主的免疫反应已经有了很多的了解,但是,开发出一种安全性和有效性都令人满意的疫苗仍然很困难。尽管黏膜表面的分泌型 IgA 和黏膜淋巴细胞和细胞介导的免疫力似乎在对志贺菌病的免疫防御中起作用,但是仍未确定最有效的免疫反应,对细菌性痢疾的免疫是血清型特异性的,可能与抗 LPS 寡糖抗体有关。因此,宋内志贺菌 2a 感染的个体恢复后仅对同血清型细菌的感染有抵抗力,可以避免再感染。为确保有保护性的抗体能够在肠腔中存在,绝大多数疫苗的研制者从胃肠外的死疫苗转向口服活疫苗的研究上。但是,在使用不同的志贺菌毒力蛋白作为候选疫苗抗原方面取得的成功很有限,从而导致最近人们重新对 LPS 抗原免疫感兴趣,甚至试图通过胃肠外途径给药。

早期的志贺菌疫苗与其他的细菌疫苗一样,是热或丙酮灭活的整菌制剂,通过胃肠道外给药,诱导循环中 IgG 抗体的产生。这种疫苗无论经肠道或胃肠道外给药,均不能产生显著的免疫力。现在开发的志贺菌病疫苗主要集中在使用减毒活菌上,大致分为三种类型:染色体突变的减毒志贺菌株、质粒突变的减毒志贺菌株和表达有限的志贺菌毒力决定簇的志贺菌/大肠杆菌减毒杂交菌株。现在对不同的染色质突变减毒株进行了研究,包括自发突变株如链霉素依赖株(SmD),自发和化学致突变剂结合株(Pur-/Rif),自发和紫外线突变株(TSF-21)或插入突变株(SA-114)。每个菌株都会出现一些问题,包括毒力恢复、发热、里急后重和腹泻等反应的高发率或者保护性差。Sfl-114 是基因工程菌株,其突变发生在 aroD 基因。ar-oD 插入突变可以抑制芳香族代谢物的生物合成以及进而叶酸的合成。这种菌株可以侵袭宿主细胞,但是在细胞内存活的很少。即使免疫反应在正常范围,当给予 10^9 个细菌时,12% 的志愿者报告出现轻微的一过性肠道症状,而在 10^{10} 时,为 54%。这种反应在口服活疫苗菌株中是一个常见的问题,而且可以导致进一步研究的中止。通过诱导多重突变可以产生毒力更小的候选菌株,如 CVD1 207、virG、sen、set 和 guaBA 基因存在特异性缺失。问题在于毒力太弱的菌株不会产生保护性免疫,因此,关键在于发现毒力和免疫力间合适的平衡点,以确保安全性和反应症状最小。

各种基于减毒质粒突变株的疫苗仍在进行研制,希望能够克服其目前存在的缺点,并用于获得多重免疫力。现在生产出一系列 icsA 突变株,这种菌株具有侵袭性,但不能在细胞间扩散。尽管在猴体内可诱导出明显的血清免疫反应,但是这种菌株的反应过强以至于不能用于人体。

其他工作组继续研究灭活疫苗的制备,例如核糖体疫苗。最近开始重新研究 20 世纪早期的 LPS 疫苗,将纯化的志贺菌 LPS O 特异性侧链结合到载体蛋白上用于胃肠外给药来诱发产生 IgG 抗体,目的是用这种共轭化合物免疫高危的幼儿,在固有层产生足够的 IgG 抗体,进入肠腔,在细菌侵袭组织之前杀死细菌,这类疫苗在成人的初期实验中获得了一定程度的成功,目前正在进行更深入的试验。尽管已经取得了一些进展,但是在近期内仍然不能提供一种安全、可负担的疫苗用于降低发病率和死亡率。

第五节　肠阿米巴病

一、概述

溶组织阿米巴(Entamoeba histolytica)感染所致侵袭性阿米巴病是人类最重要的寄生虫疾病之一。肠阿米巴病(intestinal amebiasis)是由致病性溶组织阿米巴原虫侵入结肠壁后所致的以痢疾症状为主的消化道传染病。主要通过直接粪-口途径传播或由于卫生条件差引起食物和水的污染而传播。病变多在回盲部结肠,容易复发变为慢性。

二、病原学

溶组织内阿米巴属于伪足纲,根状假足超类,肉足亚门。溶组织内阿米巴的生活周期较简单。

(一)滋养体

滋养体不具有传染性,因为它在体外快速蜕变并且对胃内大滋养体见于急性期患者的粪便或肠壁组织中,吞噬组织和红细胞,故又称组织型滋养体。大滋养体是阿米巴原虫的致病型,主要侵袭人体的盲肠、升结肠、乙状结肠及直肠等。小滋养体以宿主肠液、细菌和真菌为食,不吞噬红细胞,也称肠腔型滋养体。当宿主健康状况下降时,则分泌溶组织酶,加之自身运动而侵入肠黏膜下层,变成大滋养体;当肠腔条件改变不利于其活动时变为包囊前期,再变成包囊。

(二)包囊

多见于隐性感染者及慢性患者粪便中,是溶组织阿米巴的感染型,具有传染性。它具有壳样细胞壁(一种 N-乙酰-D 葡糖胺聚合体)。一个包囊即可能发生感染,潜伏期随感染包囊量的增加而缩短(从数周到几天)。在适宜的温度和湿度条件下可存活数天。包囊被吞食后,可能在胃酸的刺激下在小肠内脱囊。低 pH 值环境易感。

包囊对外界抵抗力较强,于粪便中存活至少 2 周,对化学消毒剂抵抗力较强,能耐受 0.2% 高锰酸钾数日,普通饮水消毒的氯浓度对其无杀灭作用,但对热(50 ℃)和干燥很敏感。

溶组织阿米巴的培养需有细菌存在,呈共生现象。目前无共生培养已获成功,为纯抗原制备以及深入研究溶组织阿米巴提供了条件。

三、流行病学

(一)流行概况

本病分布遍及全球,以热带和亚热带地区为高发区,毒力较强的虫株也集中于这些地区,呈稳定的地方性流行,感染率与社会经济水平、卫生条件和人口密度等有关。我国1988—1991年在30个省市调查显示平均感染率为0.95%。多见于北方。发病率农村高于城市;男性高于女性,典型的年龄曲线高峰在青春期或青年期,夏秋季发病较多,大多为散发,偶因水源污染等因素而呈暴发流行。该病的流行因素有:社会经济状况低下、人口密集、无室内供水装置、流行区移居入境者、群居及同性恋关系混乱者等。

(二)流行环节

1.传染源

人是溶组织内阿米巴的主要宿主和储存宿主。慢性患者、恢复期患者以及无症状包囊携带者是重要传染源,其中带包囊的饮食业工作者在流行病学上有重要意义。急性阿米巴痢疾患者排出的滋养体离体后很快死亡,即便吞食后也易为胃酸杀灭,因此在传播疾病上意义不大。

2.传播途径

通过污染的水源、蔬菜和瓜果食物等消化道传播,也可通过污染的手、用品、苍蝇及蟑螂等间接经口传播。大多由吞入污染包囊的食物和水而感染。水源污染可引起地方性流行。少数情况下,滋养体可直接侵入皮肤黏膜导致发病。

3.易感者

各年龄组人群普遍易感。感染后即便有高滴度抗体出现,也无保护作用,重复感染十分常见。

四、发病机制与病理改变

阿米巴包囊进入消化道后,于小肠下段被胰蛋白酶等消化液消化,虫体脱囊逸出,并反复分裂形成多数小滋养体,寄居于回盲肠、结肠等部位,健康宿主中小滋养体随粪便下移,至乙状结肠以下则变为包囊排出体外,并不致病。在适宜条件下,如机体胃肠抵抗力降低;某些细菌提供游离基因样因子,增强滋养体的毒力;滋养体释放溶酶体酶、透明质酸酶、蛋白水解酶等并依靠其伪足的机械活动,侵入肠黏膜,破坏组织形成小脓肿及潜形(烧杯状)溃疡,造成广泛组织破坏可深达肌层,大滋养体随坏死物质及血液由肠道排出,呈现痢疾样症状。在慢性病变中,黏膜上皮增生,溃疡底部形成肉芽组织,溃疡周围见纤维组织增生肥大,形成肠阿米巴病。滋养体也可进入肠壁静脉、经门脉或者淋巴管进入肝脏,引起肝内小静脉栓塞及其周围炎,肝实质坏死、形成肝内脓肿,以右叶为多。并可以栓子形式流入肺、脑等,形成迁徙性脓肿。肠道滋养体也可直接蔓延及周围组织,形成直肠阴道瘘或皮肤与黏膜溃疡等各种病变。个别病例可造成肠出血、肠穿孔或者并发腹膜炎、阑尾炎。

显微镜下可见组织坏死为其主要病变,淋巴细胞及少量中性粒细胞浸润。若细菌感染严重,可呈急性弥漫性炎症改变,更多炎细胞浸润及水肿、坏死改变病损部位可见多个阿米巴滋养体,大多聚集在溃疡的边缘部位。

溶组织内阿米巴以其组织溶解作用命名。滋养体直接侵入结肠上皮造成黏膜弥漫性损伤。无论在结肠、肝脏还是在肺中的滋养体周围均有一种不定型的颗粒状嗜酸性物质。由于中性粒细胞对阿米巴的作用具有接触依赖性，炎症细胞仅在阿米巴病灶周围可见，这些中性粒细胞释放有毒性的非氧化物，从而引起宿主组织破坏。

侵袭性阿米巴病的发病以从滋养体黏附至大肠腔表面的黏蛋白开始，接着黏膜基底层蛋白被降解，阿米巴的细胞溶解和蛋白溶解效应直接作用于组织。此外，寄生虫抵抗宿主肠腔内细胞的防御机制。体外试验中，溶组织内阿米巴滋养体黏附至中国鼠卵巢细胞以及人结肠黏蛋白的过程是通过寄生虫半乳糖抑制凝集素介导的。这种凝集素参与溶组织内阿米巴滋养体与多种目标的黏附过程，如人淋巴细胞、鼠和人结肠黏膜及黏膜下层、人红细胞、形成调理素的细菌及具有半乳糖的脂多糖细菌和鼠结肠上皮细胞的黏附过程。这种凝集素是一种 260 kD 的表面蛋白，由 170 kD 和 35 kD 亚单位组成，重链亚单位介导黏附，这已被黏附抑制性单克隆抗体证实，体外实验中利用 PCR 法产生的重组重链具有直接半乳糖结合活性。一个多基因家族编码凝集素的重链和轻链。重链具有一个短的细胞质域、一个跨膜域和一个巨大的带高度抗原性异型半胱氨酸的胞外部分。相反，轻链则通过一个糖基-磷脂酰肌醇锚盘黏附于膜上，通过单克隆 IgG 抗体分析，在重链上至少发现 7 个分离表位；均局限于富半胱氨酸域内。凝集素 170 kD 亚单位能够在 C8、C9 阶段抑制膜攻击复合物的形成，因此具有抵抗人类补体介导溶解的能力。其凝集素的序列及抗原性与人体内可以抑制 C8、C9 的 CD59 相似。

无共生物的溶组织内阿米巴滋养体以钙依赖方式直接接触时杀死靶细胞。在体外则必须通过半乳糖抑制凝集素介导的黏附作用杀伤靶细胞。靶细胞死亡发生在被滋养体黏附后 20 min 内。阿米巴的细胞溶解作用依靠寄生虫微丝功能和钙，钙依赖寄生虫磷脂酶 A 活性及阿米巴胞内空泡酸性 pH 值的维持。被溶组织内阿米巴滋养子黏附后靶细胞胞内游离钙浓度持续升高，这将对靶细胞死亡起作用，但这一作用不足以导致死亡。氟波醇酯（phorbol ester）和蛋白激酶 C 激动剂可特异性的增强寄生虫对细胞的溶解活性。对 Ca^{2+} 结合寄生虫蛋白和激酶的研究证实，Ca^{2+} 是阿米巴细胞溶解活性的第二信使。Rho-依赖信号传导机制也在阿米巴细胞溶解中具有一定的作用。溶组织内阿米巴具有一个由 77 个氨基酸组成的离子载体样蛋白，其序列与皂苷及表面活性相成的离子载体样蛋白，其序列与皂苷及表面活性相关蛋白相同，后者诱导脂质双分子层或空泡漏出 Na^+、K^+ 以及少量的 Ca^{2+}。这种离子载体在致密的细胞间被包裹，纯化制剂可以使红细胞去极化。阿米巴管孔具有强有力的抗菌保护活性。目前尚不清楚阿米巴管孔是否在靶细胞的溶解中起到直接作用。这种细胞溶解似乎更多的是坏死而不是凋亡。溶组织内阿米巴有大量蛋白水解酶，其中有组织蛋白酶 B、酸性蛋白酶、胶原酶以及特性突出的主要中性蛋白酶。毫无疑问滋养体侵入时，半胱氨酸蛋白酶在锚盘细胞胞外基质及组织结构溶解中起作用。

寄生虫半胱氨酸蛋白酶可以降解人类的分泌 IgA 和 IgG，这可能是它免疫逃逸的一个方式。56 kD 半胱氨酸蛋白酶通过 C3 分裂激活补体。致病性生物释放更多的酶。现已知道编码半胱氨酸蛋白酶的共有三个基因。溶组织内阿米巴半胱氨酸蛋白酶可能刺激肠上皮释放的前炎症细胞因子，从而在引起肠道炎症方面起一定作用。阿米巴葡萄糖酶如：葡萄糖氨酸酶和表面膜相关神经氨酸酶可能在结肠黏蛋白降解和靶细胞膜表面糖蛋白的改变中起作用。

宿主多形核白细胞参与宿主对溶组织内阿米巴的最初反应。中性粒细胞趋化至滋养体，然而被阿米巴溶解后，加剧了对宿主组织的破坏。

细胞介导的免疫保护机制显然在限制侵袭性病变及防止治疗后的复发上起重要作用。细胞介导的反应由抗原特异性淋巴细胞组成,可产生淋巴因子(包括 γ-IFN),这种产物可激活单核细胞衍生的巨噬细胞在体外杀伤溶组织内阿米巴滋养体。另外,体外用溶组织内阿米巴抗原培养的免疫 T 细胞可以诱导细胞毒性 T 淋巴细胞活性以抵抗滋养体。纯化 260 kD 半乳糖抑制凝集素,是高度特异的 T 细胞及 B 细胞抗原,在血清阳性个体中可激发淋巴细胞反应。但是,在急性病变中,T 淋巴细胞对溶组织内阿米巴的反应被一种特异性的寄生虫诱导的血清因子特异的抑制。

非免疫性宿主保护机制在抵抗症状性侵袭性阿米巴病中非常重要。在动物模型中,溶组织内阿米巴滋养体黏附黏膜,并且肠黏膜外层在寄生虫侵袭之前被耗竭。含半乳糖残基的纯化的鼠及人结肠黏附素丰富,是溶组织内阿米巴半乳糖抑制凝集素的高亲和力受体。在体外,结肠黏附素可以抑制阿米巴对结肠上皮细胞的黏附及融解。溶组织内阿米巴滋养体也释放一种强有力的黏液分泌素。因而,结肠黏液糖蛋白通过结合寄生虫黏附凝集素而发挥重要的宿主保护作用,这种作用很显然可以防止寄生虫侵袭肠道并在其中繁殖,从而抑制了溶组织内阿米巴在人体的寄生。

五、临床表现

阿米巴痢疾感染患者有一定的潜伏期,一般数日至数月不等。潜伏期平均 1~3 周(4 d 至数月),发病后的临床症状也因人而异,有的可以长期没有明显症状;有的有轻度腹泻或者肠道不适;有的可以有典型的发作;有的病情时好时坏。本病如不及时彻底治疗,易于复发,容易转为慢性,有少部分患者可以发生肠内或肠外并发症。临床表现有不同类型。

(一)包囊携带者

此型临床常不出现症状,多在粪检时发现阿米巴包囊。由于感染溶组织内阿米巴患者中 90% 者是无症状的,因而包囊携带者是医生需面对的最普遍的问题。最近在 2000 名儿童中进行的一项溶组织内阿米巴和迪斯帕(dispar)内阿米巴流行率的研究中,8% 的无症状儿童被发现同时感染溶组织内阿米巴和 dispar 内阿米巴。仅有 1% 感染溶组织内阿米巴。在有腹泻症状的儿童中,10.7% 存在溶组织内阿米巴和 dispar 内阿米巴包囊或滋养子,仅 4.2% 单独发现溶组织内阿米巴。无症状患者中,溶组织内阿米巴的携带者所占的比例变化较大。Gathiram 和 Jackon 证实有 20 名无症状的溶组织内阿米巴携带者(占所有感染的 10%,发病率为 1%)。在一年以内,10% 出现阿米巴结肠炎,而其余人无症状或自行痊愈。研究发现,无症状感染较高,这可能与微生物的致病性有关。对无症状感染患者的诊断和治疗非常重要,因为他们是潜在的疾病传染源。

(二)普通型

起病多缓慢,全身中毒症状轻,常无发热,腹痛轻微,腹泻,每日便次多在 10 次左右,量中等,带血和黏液,血与坏死组织混合均匀呈果酱样,具有腐败腥臭味,含痢疾阿米巴滋养体与大量红细胞成堆,为其特征。病变部位低可有里急后重感。腹部压痛以右侧为主。以上症状可自行缓解。也可因治疗不彻底而复发。

急性阿米巴结肠炎患者通常有逐渐加重的腹痛,频繁的稀便或水样便。有关症状可能还包括背部疼痛,里急后重或胃肠胀气。大部分患者在发作之前 1~2 周可有前驱症状。但个别患者可能剧烈腹泻导致快速脱水。与细菌性痢疾相反,仅有少部分患者出现发热。大部分患者在体检时存在腹部压痛,部位常局限在下腹部。直肠或乙状结肠镜检发现特征性点状出血性溃疡,溃疡之间存在正常黏膜,这些表现可能对诊断有所帮助。

(三)轻型

见于体质较强者,症状轻微,每日排稀糊或稀水便3~5次,或腹泻与便秘交替出现,或无腹泻,仅感下腹不适或隐痛,粪便偶见黏液或少量血液,可查及本病包囊和滋养体。无并发症,且预后佳。

(四)暴发型

极少见,可因本病原感染严重,或并发肠道细菌感染以及体质虚弱,可呈暴发型。起病急骤,患者出现更为严重的血便和发热,有明显中毒症状、恶寒、高热、谵妄、中毒性肠麻痹等。接着出现迅速进展的弥漫性腹部压痛与里急后重,腹泻频繁,每日数十次,甚至失禁,粪呈血水、洗肉水或稀水样,颇似急性菌痢,但粪便奇臭,含大量活动阿米巴滋养体为其独特,腹部压痛明显。病变进展迅速,常因脱水至外周循环障碍,或伴意识障碍,甚至出现肠出血、肠穿孔和腹膜炎等并发症,预后差,其存活率很少超过40%。低龄儿童中暴发性结肠炎危险度较高。临床上暴发性结肠炎的发生与病变进展有关,肠道由浅表溃疡发展为透壁坏死。

(五)慢性型

常因急性期治疗不当所致腹泻与便秘交替出现,使临床症状反复发作,迁延2个月以上或数年不愈。常因受凉、劳累或饮食不慎等而发作。患者常觉下腹部胀痛,久之乏力、贫血及营养不良。右下腹可扪及增厚结肠,轻度压痛;肝脏可肿大伴有压痛等。粪便内可混有脓血、滋养体,有时有包囊。

(六)其他型阿米巴病

慢性非痢疾性结肠炎或溃疡性痢疾后结肠炎表现为充分的抗肠道阿米巴感染治疗后仍持续存在腹泻,这种表现临床意义目前尚不明确。并未证实有复发性阿米巴感染,这些患者对抗寄生虫治疗无反应。其他可见泌尿道、生殖系统或皮肤等处感染,但是极少见。

六、并发症

并发症分肠内、肠外两大类。

(一)肠内并发症

最常见的并发症是腹膜炎。当肠黏膜溃疡深达肌层并侵及血管,可引起不同程度的肠出血及肠穿孔,急性穿孔可发生弥漫性腹膜炎或腹腔脓肿。通常渗出速度缓慢,较晚出现腹膜炎体征,但也可能发生暴发性结肠炎和急性穿孔,腹部X射线检查见膈下游离气体可确诊。慢性穿孔较急性穿孔多见。也可引起阑尾炎。阿米巴瘤(结肠肉芽肿)不常见,阿米巴瘤在侵袭性病变患者中发生率低于1%,为结肠壁慢性炎性增生反应,形成肉芽肿。大部分此类患者存在腹部包块,可能有压痛,可致肠套叠或肠梗阻,但也可能无症状。放射造影表现与癌相似,呈"果核样"病变。阿米巴血清学阳性或结肠镜活检有助于诊断,可以避免不必要的手术,但阿米巴和肿瘤可能并存。其他较少见的并发症包括突然出血甚至需要输血。

(二)肠外并发症

以肝脓肿最多见,脓肿穿破可延及附近组织器官。经血路可直接累及脑、肺、睾丸、前列腺及卵巢等。也可见肛门、直肠或乙状结肠的阿米巴病性狭窄。皮肤阿米巴病是由肠道感染直接传播而来的。这类病变通常为痛性溃疡,容易与鳞状细胞癌相混淆。阿米巴滋养体在活检物中很明显,而且患者对单纯的药物治疗反应很好。皮肤阿米巴病和癌可能并存,因此对缓解的阿米巴病灶进行追踪活检具有重要意义。

七、诊断与鉴别诊断

(一)诊断

1. 临床表现

起病缓慢,症状较轻,腹泻次数少,暗红色呈果酱样粪便等应考虑本病。

2. 常规实验室检查

常规血液学及生化检查在侵袭性阿米巴病的诊断上作用有限。溶组织内阿米巴侵袭并不引起嗜酸粒细胞血症。粪便检查在显微镜下检出溶组织阿米巴为确诊的重要依据。血性黏液稀便易找到滋养体、粪质部分易找到包囊。值得注意的是,粪便检查滋养体时要求容器干净、粪样新鲜,立即检查,以免影响滋养体的活力致使漏检或误检。因为在干燥环境中、水中、尿液中、有钡剂或一些抗生素等情况下,滋养体可能很快死亡。一次粪检只能检出 2/3 或 1/2 的滋养体,且包囊的排出是间歇性的,所以需检验 3 次以上才可以获得可靠的结果。肠道溃疡边缘活检或涂片检查可提高诊断的敏感性,但在暴发性结肠炎患者中应避免进行上述检查。粪便的溶组织内阿米巴抗原检测分析的发展是一个很重要的进步。这种分析以溶组织内阿米巴特异性半乳糖抑制凝集素表位为基础。在大规模试验中,这种分析方法的敏感度与同工酶分析相比为 85%,与 PCR 法相比为 93%。

3. 血清学检查

阿米巴血清学检查在诊断侵袭性阿米巴病中是很有用的,可用阿米巴纯抗原检测特异性抗体,当体内有侵袭性病变时方形成抗体,包囊携带者抗体检测为阴性。最常见的检查方法如免疫电泳(CIE)琼脂凝胶扩散法(AGD)、间接血细胞凝集法(IHA)及酶联免疫吸附试验(ELISA),阳性率可达 85%~95%。其滴度与疾病病程相关,而与疾病严重度相关性较弱。应注意 IHA 检查的滴度,因为在成功治疗数年后仍可能持续升高。相反,CIE 和 AGD 结果在数月内转为阴性,在致病性溶组织内阿米巴的无症状携带者中,血清学抗体反应的变化可作为活动性或静止期病变的标志。

4. 乙状结肠镜检查

可见大小不等的散在潜行溃疡、边缘略隆起、红晕、溃疡间黏膜大多正常。自溃疡面刮取标本镜检,发现病原体机会较多。肠组织内查到阿米巴滋养体确诊。

5. 病理

阿米巴滋养体侵入结肠上皮,形成溃疡,溃疡进展穿透固有层到达黏膜肌肉层,并向周围正常外观的黏膜下发展,形成烧瓶状溃疡。组织坏死明显而炎症相对轻微。阿米巴滋养体通常在坏死区周围群集出现。虽然通过标准 HE 染色可检查到滋养体,但过碘酸-雪夫碱染色下呈明显的桃红色,这有助于鉴别滋养子与噬菌细胞。

6. X 射线钡剂灌肠检查

对肠道狭窄、阿米巴瘤有一定价值。但钡剂检查在急性痢疾的患者中是禁忌,因为有穿孔的危险。阿米巴瘤患者很少有急性腹泻者,然而,钡剂检查通常可分析腹部团块。

(二)鉴别诊断

本病应与细菌性痢疾鉴别。这类细菌包括志贺菌、弯曲杆菌、沙门菌、弧菌及侵袭性大肠埃希杆菌。阿米巴病的一条临床线索是较少发热或粪便中白细胞相对较少。但粪检寄生虫、培养及阿米巴血清学在明确诊断时需要。还应与日本血吸虫病、兰氏贾第鞭毛虫病、肠结核、非特异性溃疡性结肠炎相鉴别。在给怀疑炎症性肠病患者应用激素治疗前,要特别注意排除阿米巴结肠炎,因为这可能导致中毒性巨结肠发生。

八、治疗

(一)一般治疗

急性期应卧床休息,肠道隔离至症状消失、大便连续 3 次查不到滋养体和包囊,加强营养,必要时输液或输血。

(二)病原治疗

1.急性肠阿米巴病

首选甲硝唑(灭滴灵)0.4~0.8 g,3 次/d,连服 10 d,儿童 35 mg/(kg·d),分 3 次服,连用 10 d。不能口服者可静脉滴注。同时加用肠腔内抗阿米巴药如双碘喹啉,甲硝唑主要的副反应是恶心、呕吐及对酒精的戒酒样效应。体外实验发现,甲硝唑有潜在致畸效应,但在对数千名女性怀孕期间进行滴虫病治疗的长期随访观察中,并未发现任何问题。

2.包囊传播者的治疗

用于治疗阿米巴病的药物有两类:①肠腔内起作用而组织吸收不良的药物;②组织穿透力较好的药物。三种主要的肠腔局部作用制剂是:双碘喹啉,二氯尼特糠酸盐和巴龙霉素。上述所有药物清除包囊的有效率为 85%~95%。双碘喹啉是一种卤化羟喹,是有效的,但必须给一个 20 d 的疗程。二氯尼特糠酸盐是一种乙酰苯胺代用品,在某些地区应用广泛。巴龙霉素是一种不吸收的氨基糖苷类,具有较强的抗包囊和滋养体作用。肠内作用制剂应用的一个重要指征是对侵袭性阿米巴病患者行联合治疗。甲硝唑对包囊是无效的,虽然三种肠内作用制剂都非常有效,但在阿米巴病治疗中,对无症状包囊传播者的治疗可能是最难的。如果血清学检查和阿米巴培养不足以明确为溶组织内阿米巴携带者,在治疗前应非常谨慎。怀孕患者的治疗尤其困难,有证据表明,此时的侵袭性阿米巴病更为严重,而应用甲硝唑在理论上有致畸的风险。有作者认为,对血清学阴性的无症状妇女不治疗而进行随访,甲硝唑治疗只适用于那些侵袭性病变患者。而另一些人认为,对具有轻到中度肠道病变的孕妇可以应用巴龙霉素治疗。

九、预后

一般预后良好,暴发型病例、心包、肺、脑迁徙性脓肿以及并发肠出血、肠穿孔等患者预后不良。

十、预防

阿米巴病的分布遍及全世界。在我国,随着人们物质生活水平的提高,各地阿米巴的感染率明显下降,除个别卫生状况、生活环境较差的边远地区外,典型的急性阿米巴病例已少见。阿米巴病与所有粪便途径传播的传染病一样,充分良好的卫生条件完全可以防止播散。控制感染的四个主要方面包括:充分良好的卫生条件、健康教育、感染病例的早期治疗及监督控制程序。卫生方面进行有效的预防,要求充分处理人粪便及净化供水。无症状携带者可能每天排出 1500 万个包囊,这些包囊可在水中存活数周,并对净化水用的氯化物有抵抗作用。虽然滤过及沉淀可减少包囊,但必须防止二次污染。已感染的餐饮业者是主要的传染源,因而必须强调基本卫生的健康教育。对侵袭性阿米巴及排致病性包囊的患者尽早治疗是重要的。流行区的监控非常重要,特别是与腹泻性疾病控制联合进行,可以使用血清学特异性检查和确认致病菌株。对旅行者个人,没有有效的预防阿米巴的药物方法。避免食用未去皮的水果和蔬菜,使用瓶装水等可使感染危险性降至最低。将水煮沸及碘化消毒水也是最有效的办法。

第六节 细菌性食物中毒

细菌性食物中毒(bacterial food poisoning)是指由于进食被细菌或其细菌毒素所污染的食物而引起的急性中毒性疾病。其中前者亦称感染性食物中毒,病原体有沙门菌、副溶血性弧菌(嗜盐菌)、大肠杆菌及变形杆菌等;后者则称毒素性食物中毒,由进食含有葡萄球菌、产气荚膜杆菌及肉毒杆菌等细菌毒素的食物所致。根据临床表现不同,可分为胃肠型食物中毒与神经型食物中毒两大类。该病的流行病学有一定的特征。

①传染源:被致病细菌感染的动物如家畜、家禽及其蛋品、鱼类及野生动物和人为本病主要的传染源;

②传播途径:通过进食被细菌以及其毒素污染的食物而传播。苍蝇、蟑螂等亦可作为细菌污染食物的媒介;

③人群易感性:普遍易感,病后无明显免疫力,可重复感染;

④流行特征:本病在夏秋季多发。常因采购食物不新鲜,保存不好、烹调不当及生熟刀板不分而引起。病例集中,有时集体发病,潜伏期短,有共同进食的可疑食物,未食者不发病,停止使用可疑食物后流行迅速停止。

一、胃肠型食物中毒

(一)概述

胃肠型食物中毒是进食被多种细菌污染的食物所引起的急性胃肠道感染。本病潜伏期短,发病突然,易群体发病,病死率较低、恢复快、预后良好,但年长、体弱者如抢救不及时可造成死亡。胃肠型食物中毒夏秋季较为多见,临床上以恶心、呕吐、腹痛以及腹泻等急性胃肠炎症状为主要特征。

可以引起胃肠型食物中毒的细菌很多,常见的有下列六种。

1. 非伤寒沙门菌

为肠杆菌科沙门菌属,据其抗原结构和生化试验,目前已有 2000 余种血清型,其中以鼠伤寒沙门菌、肠炎沙门菌和猪霍乱沙门菌较为多见。该菌为革兰阴性杆菌,需氧,不产生芽孢,无荚膜,绝大多数有鞭毛,能运动。对外界的较强,在水和土壤中能活数月,粪便中能活 1~2 个月,在冰冻土壤中能越冬。不耐热,55 ℃、1 h 或 60 ℃、10~20 min 死亡,5% 石炭酸或 1∶500 L 汞 5 min 内即可将其杀灭。

多种家畜(猪、牛、马、羊)、家禽(鸡、鸭、鹅)、鱼类、飞鸟、鼠类及野生动物的肠腔及内脏中能查到此类细菌。细菌由粪便排出,污染饮水、食物、餐具以及新鲜蛋品、冰蛋、蛋粉等,人进食后造成感染。致病食物以肉、血、内脏及蛋类为主,值得注意的是该类细菌在食品中繁殖后,并不影响食物的色、香、味。

2. 副溶血性弧菌(嗜盐菌)

为革兰阴性、椭圆形、荚膜球杆菌,菌体两端浓染,一端有鞭毛,运动活泼。本菌广泛存在于海水中,偶亦见淡水。在海水中能存活 47 d 以上,淡水中生存 1～2 d。在 37 ℃,pH 值 7.7,含氯化钠 3%～4% 的环境中生长最好。对酸敏感,食醋中 3 分钟即死。不耐热,56 ℃、5 min 即可杀死,90 ℃、1 min 灭活。对低温及高浓度氯化钠抵抗力甚强。目前已发现本菌有 12 种菌分为 I、II、III、IV、V 型。从患者粪便分离出菌株属于 I、II、III 型,自致病食物分离的菌株 90% 以上属于 IV、V 型。带鱼、黄鱼、乌贼及梭子蟹等海产品带菌率极高,被海水污染的食物、某些地区的淡水产品如鲫鱼、鲤鱼等及被污染其他含盐量较高的食物如咸菜、咸肉、咸蛋也可带菌。

3. 变形杆菌

为革兰阴性、两端钝圆、无芽孢多形性小杆菌,有鞭毛与动力。其抗原结构有菌体(O)及鞭毛(H)抗原两种。依生化反应的不同,可分为普通变形杆菌、奇异变形杆菌、产黏变形杆菌和潘氏变形杆菌四种。前三种能引起食物中毒。本菌广泛存在于水、土壤、腐败的有机物及人和家禽、家畜的肠道中。此菌在食物中能产生肠毒素。变形杆菌并可使蛋白质中的组氨酸脱羧成组织胺,从而引起过敏反应。致病食物以鱼蟹类为多,尤其以赤身青皮鱼最多见。近年来,变形杆菌食物中毒有相对增多趋势。

4. 葡萄球菌

主要是由能产生血浆凝固酸的金黄色葡萄球菌引起,少数可由表皮(白色)葡萄球菌引起。该菌为革兰阳性,不形成芽孢,无荚膜。在乳类、肉类食物中极易繁殖,在剩饭菜中亦易生长,在 30 ℃经 1 h 后即可产生耐热性很强的外毒素(肠毒素 enterotoxin)。此菌污染食物后,在 37 ℃经 6～12 h 繁殖而产生肠毒素。此毒素对热的抵抗力很强,经加热煮沸 30 min 仍能致病。常因带菌炊事人员的鼻咽部黏膜或手指污染食物致病。

5. 醋样芽胞杆菌(bacillus cereus)

为芽胞杆菌属(bacillus)中的一种。菌体细胞杆状,末端方,成短或长链,1.0～1.2 μm× 3.0～5.0 μm。产芽孢,芽孢圆形或柱形,中生或近中生,1.0～1.5 μm,孢囊无明显膨大。革兰阳性,无荚膜,运动。菌落大,表面粗糙,扁平,不规则。菌落形态:在普通琼脂平板培养基上,37 ℃,培养 24 h,可形成圆形或近似圆形、质地软、无色素、稍有光泽的白色菌落(似蜡烛样颜色),直径 5～7 mm。在 M.S.P 培养基上生长更旺盛,菌落直径达 8～10 mm,质地更软,挑起来呈丝状,培养时间稍长,菌落表面呈毛玻璃状,并产生红色色素。在蛋白胨酶母膏平板上菌落为灰白色,不透明,表面较粗糙,似毛玻璃状或融蜡状,菌落较大。蜡状芽胞杆菌细菌对外界有害因子抵抗力强,分布广,是典型的菌体细胞,有部分菌株能产生肠毒素,呈杆状(约 1.5 μm),有色,孢子呈椭圆形,有致呕吐型和腹泻型胃肠炎肠毒素两类。兼性好氧。生长温度范围 20～45 ℃,10 ℃以下生长缓慢或不生长。存在于土壤、水、空气以及动物肠道等处。在葡萄糖肉汤中厌氧培养产酸,从阿拉伯糖、甘露醇、木糖不产酸,分解碳水化合物不产气。大多数菌株还原硝酸盐,50 ℃时不生长。在 100 ℃下加热 20 min 可破坏这类菌。

6. 产气荚膜杆菌(clostridium perfringens)

又名魏氏杆菌(clwilchil),为厌氧革兰阳性粗大芽胞杆菌,常单独、成双或短链状排列,芽孢常位于次极端;在体内形成荚膜,无鞭毛,不活动。芽孢体外抵抗力极强,能在110℃存活1~4 h,能分泌强烈的外毒素,依毒素性质可分六型(A、B、C、D、E、F),引起食物中毒者主要是A型和F型,其中以A型(能产生肠毒素)为多,C型以及F型偶可引起出血坏死性肠炎。本病菌在自然界分布较广,污水、垃圾、土壤、人和动物的粪便、昆虫以及食品等均可检出。致病食物由于存放较久或加热不足,细菌大量繁殖,产生毒素引起中毒。

胃肠型食物中毒一般可分为毒素型、感染型和混合型三类。细菌在食物中繁殖并产生毒素,食入这种食物而引起中毒,表现为无发热而有急性胃肠炎症状,称为毒素型食物中毒;病原菌污染食物后,在食物中大量繁殖,食入这种含有大量活菌的食物后可以引起中毒,表现为发热和急性胃肠炎症状,细菌在肠道繁殖,并向体外排菌造成传染,称为感染型食物中毒;由毒素型和感染型两种协同作用所致的食物中毒称为混合型食物中毒。病原菌在污染的食物中大量繁殖,并产生肠毒素类物质,或菌体裂解释放内毒素。进入体内的细菌和毒素,可引起人体剧烈的胃肠道反应。

(1)肠毒素:致病细菌能产生肠毒素或类似的毒素,肠毒素通过抑制肠壁上皮细胞对钠和水分的吸收,增强肠隐窝细胞分泌和降低绒毛顶部细胞吸收能力,导致腹泻。

(2)侵袭性损害:沙门菌、副溶血弧菌、变形杆菌等,能侵袭肠黏膜上皮细胞,引起黏膜充血、水肿、上皮细胞变性、坏死、脱落并形成溃疡。

(3)内毒素:致病菌体裂解后释放的内毒素,能引起发热、胃肠黏膜炎症、消化道蠕动并产生呕吐、腹泻等症状。

(4)过敏反应:变形杆菌能使蛋白质中的组氨酸脱羧而成组胺,引起过敏反应。其病理改变轻微,由于细菌不侵入组织,故可无炎症改变。

(二)诊断

1. 临床表现

潜伏期短,常在进食后数小时发病。超过72 h的病例可基本排除食物中毒。金黄色葡萄球菌食物中毒由积蓄在食物中的肠毒素引起,潜伏期1~6 h。产气荚膜杆菌进入人体后产生不耐热肠毒素,潜伏期8~16 h。侵袭性细菌如非伤寒沙门菌、副溶血弧菌、变形杆菌等引起的食物中毒,潜伏期一般为16~48 h。

临床表现相似,以急性胃肠炎为主,如恶心、呕吐、腹痛、腹泻等。葡萄球菌食物中毒呕吐较明显,呕吐物含胆汁,有时带血和黏液。腹痛以上腹部及脐周多见。腹泻频繁,多为黄色稀便和水样便。侵袭性细菌引起的食物中毒,可有发热、腹部阵发性绞痛和黏液脓血便。副溶血弧菌食物中毒的部分病例大便呈血水样。产气荚膜杆菌A型菌病情较轻,少数C型和F型可引起出血性坏死性肠炎。莫根变形杆菌还可发生颜面潮红、头痛或荨麻疹等过敏症状。病程短,多在1~3 d恢复。

腹泻严重者可导致脱水、酸中毒,甚至休克。

(1)脱水:由于病变,消耗大量水分,而不能即时补充,造成新陈代谢障碍的一种症状,严重时会造成虚脱,甚至有生命危险,需要依靠输液补充体液。

(2)酸中毒:严重酸中毒可能诱发休克、糖尿病、尿毒症及某些肾小管疾病等。

(3)休克:由于循环功能急剧减退,组织器官微循环灌流严重不足,导致重要生命器官功能、代谢严重障碍。在初期患者出现皮肤苍白、四肢发冷、心跳呼吸加快、尿量减少等症状;中期会出现血压下降,皮肤发凉加重、发绀等症状;若继续发展下去,可导致患者死亡。

2.实验室检查

(1)血象:非伤寒沙门菌感染者血白细胞计数多在正常范围。金黄色葡萄球菌及副溶血弧菌感染者,白细胞计数可升高至 10×10^9 以上,中性粒细胞比例增高。

(2)粪便检查:大便性状可以出现稀水样、水样、血水样、黏液脓血样等多种变化形式。大便呈稀水样者镜检可见少量白细胞;血水样便镜检可见多数红细胞,少量白细胞;黏液脓血样则可以见到多数红细胞及白细胞和少数脓球,与痢疾样便无异。

(3)血清学检查:患病早期及病后 2 周的双份血清与培养分离所得可疑细菌作血清凝集试验,双份血清凝集效价 4 倍升高者有诊断价值。由于患病时间短,血清检查较少用。但确诊变形杆菌感染应采集患者血清,进行对 OX_{19} 及 OX_K 的凝集反应,效价在 1:80 以上有诊断意义。因为变形杆菌极易污染食物及患者的吐泻物,培养假阳性率较高。如果患者相应的血清凝集效价升高,则可确诊为变形杆菌引起的细菌性食物中毒。

(4)细菌学检查:以腹痛、腹泻为主要症状的患者,应考虑可能是非伤寒沙门菌、大肠埃希菌、变形杆菌以及小肠结肠炎耶尔森菌等病原菌所致;如有进食海产品史,则应考虑气单胞菌、副溶血性弧菌或非霍乱弧菌所致。有溶血-尿毒综合征时应高度怀疑 EHEC 的感染。以呕吐腹痛为主要表现的食物中毒主要由金黄色葡萄球菌、蜡样芽胞杆菌等污染食物产生毒素所引起。病原学检查包括直接镜检、活菌计数、细菌培养和分子生物学检查等方法。

1)非伤寒沙门菌检查:取患者的粪便或者呕吐物、可疑食物行细菌学检验。将标本接种在对沙门菌有强选择性的 SS 培养基或中度选择性麦康凯培养基平板上。挑选可疑菌落(SS平板上透明或不透明、无色或中心黑色的菌落;麦康凯平板上较小、无色透明的菌落),进行生化和血清凝集试验进一步鉴定到属和种。

2)大肠埃希菌:EHEC 引起严重的溶血-尿毒综合征,ETEC 引起的腹泻症状多数为水样、黏液样或血水样便。确诊有赖于粪便细菌学培养及大肠埃希菌的血清学分型,或采用DNA 探针技术检测各相关的致腹泻大肠埃希菌菌株或其质粒特异性的核苷酸系列。现有一些商品化试验剂盒可用于 LT 和 ST 的检测。

3)变形杆菌:粪便和可疑食物(磨碎后)接种 SS 或 MAC 琼脂平板,35 ℃孵育 18~24 h后可挑选可疑菌落(在肠道选择鉴别培养基上乳糖不发酵,在 SS 琼脂上产硫化氢者有黑色中心)。将可疑菌落进一步鉴定到属和种。同时需要进行菌落计数。

4)耶尔森菌:引起人类肠道感染的主要是小肠结肠炎耶尔森菌,由于可以在 4 ℃繁殖,常通过冷藏食物传播感染。检测标本主要为粪便及食物,也可取血液、尿液等。须采用冷增菌法。粪便标本可接种 5~7 mL/15M PBS(磷酸缓冲盐)(pH 值 7.4~7.8)中,如食物需磨碎后加 10 倍量 5M/L PBS,4 ℃增菌,于 7 h、14 h、21 h 取冷增菌培养物接种在 MAC(麦康凯培养基)、NYE(新耶尔森菌选择培养基)或 CIN(Cepulodin Irgasan Novobiocin 培养基,CIN-1 培养基)培养基上,25 ℃培养 24~48 h 取乳糖不发酵株进一步鉴定。

Hil 等研制出针对耶尔森菌侵袭性质粒有关的 DNA 探针。近年来,有人人工合成了一个 24 bp 的寡核苷酸探针。他是针对侵袭性质粒 DNA 中一部分的探针,用他检测各种食品中的耶尔森菌,尽管无法区分无毒菌株且检测限量不理想,但能检测出 10000~100000 个细菌/g 样品。1989 年 Feng P 等研制针对由染色体编码的耶尔森菌侵袭性基因的 DNA 探针。

5)副溶血性弧菌:用于细菌学检验的标本主要是患者的粪便、肛拭子和可疑食物。该菌对干燥敏感,如不能及时送检,应将标本置于碱性蛋白胨水或卡布运送培养基内。将标本接种于含 1‰ NaCl 的碱性蛋白胨水或 4‰ NaCl 的蛋白胨水中,35 ℃培养 6～8 h,挑取表面生长物或菌膜进一步分离培养。用 DNA 探针检测副溶血性弧菌中溶血基因的报道很多。国外对 DNA 探针和单克隆抗体法在检测鞭毛抗原方面作了比较,结果发现 DNA 探针法阳性检出率较高。近年来用 PCR 扩增 DNA 片段,再做探针检测,能检出新鲜龙虾仁中的弧菌,检测敏感性为 10 个细菌/g。

6)气单胞菌和邻单胞菌:取患者粪便或肛拭子标本接种碱性蛋白胨水进行增菌,初次分离常用 MAC 平板和加确 10 U/mL 氨苄西林的血琼脂平板,也可用 hektoenenteric(HE 琼脂培养基)和 cefxulodinirpasan-novobiocin(CIN)琼脂平板分离。SS 平板和 TCBS 平板不适合用于气单胞菌和邻单胞菌的分离。通过生化反应可对本菌做出鉴定。

7)金黄色葡萄球菌检测:取剩余的食物、患者的粪便或呕吐物接种在选择性平板上,如甘露醇高盐平板、哥伦比亚多黏菌素奈啶酸平板等,检测到金黄色葡萄球菌具有一定诊断价值。最近,GeneTark 推出检测金黄色葡萄球菌的探针,能半定量样品中的葡萄球菌。探针检测的基因序列是 23srRNA。敏感性 100‰,假阳性率为 9.3‰,人工污染样品中没有假阳性结果发生。

被污染的食物若已加热处理,葡萄球菌被杀死,培养可出现阴性结果,而肠毒素在加热的情况下并不被破坏,因此,金黄色葡萄球菌引起的食物中毒主要通过对食物或粪便中的肠毒素检测来进行诊断。肠毒素的检测可用幼猫动物试验或者 ELISA 检测。大多数检测葡萄球菌的探针也针对肠毒素。能同编码肠毒素有关的基因序列杂交,这类探针能检测肠毒素 A、B、C 和 E。

8)蜡样芽胞杆菌:①直接镜检:取可疑的食物或患者呕吐物及粪便进行检查。标本可用无菌生理盐水浸渍,稀释后直接涂片、革兰染色镜检。此菌为革兰阳性杆菌,有圆形芽孢,位于菌体中央或次端,不大于菌体;②活菌计数:因暴露于空气中的标本,在一定程度上易受本菌污染,因此在鉴定时必须做活菌计数。一般认为食物中的蜡样芽胞杆菌的活菌 >10^6/g 能引起食物中毒,活菌计数对确定是否本菌引起食物中毒有一定的临床价值。方法与一般细菌计数方法相同;③分离培养:将可疑食物磨碎(呕吐物、粪便可直接接种)接种普通琼脂及血平板上,85 ℃培养 18～24 h,观察菌落特征,若发现可疑菌落(在普通琼脂上为菌落较大、灰白色、表面粗糙、有蜡样光泽、呈蜡滴样;在血平板上呈浅灰色似毛玻璃样菌落、有 α 或 β 溶血环)可做生化反应进一步鉴定。

(三)鉴别诊断

1.非细菌性食物中毒

有食用发芽马铃薯、苍耳子、苦杏仁、河豚鱼或毒蕈等进食史,潜伏期仅数分钟至数小时。一般不发热,以多次呕吐为主,腹痛、腹泻较少,但神经症状较明显,病死率较高。汞砷中毒者有咽痛、充血、吐泻物中含血,经化学分析可确定病因。

2.霍乱

为无痛性泻吐,先泻后吐为多,且不发热,大便呈米泔水样。因潜伏期可长达 6 d,故罕见短期内大批患者。大便涂片荧光抗体染色镜检及培养找到霍乱弧菌或受尔托弧菌,可确定诊断。

3.急性菌痢

偶见食物中毒型暴发。一般呕吐较少,常有发热、里急后重,粪便多混有脓血,下腹部以及左下腹明显压痛,大便镜检有红细胞、脓细胞及巨噬细胞,大便培养约半数有痢疾杆菌生长。

4.病毒性胃肠炎

是由多种病毒引起,以急性小肠炎为特征,潜伏期 24～72 h,主要表现有发热,恶心、呕吐,腹胀,腹痛及腹泻,排水样便可稀便,吐泻严重者可发生水、电解质及酸碱平衡紊乱。

(四)治疗

1.暴发流行时的处理

应做好思想工作和组织工作,将患者进行分类,轻者在原单位集中治疗,重症患者送往医院或卫生队治疗,即时收集资料,进行流行病学调查以及细菌学的检验工作,以明确病因。

2.一般治疗

卧床休息。流食或半流食,宜清淡,多饮盐糖水。感染型食物中毒者床旁隔离。

3.对症治疗

吐泻腹痛剧者暂禁食,给复方颠茄片口服或者注射 654-2,腹部放热水袋。及时纠正水与电解质紊乱及酸中毒。血压下降者予升压药。高热者用物理降温或退药热药物。变形杆菌食物中毒过敏型以抗组胺药物治疗为主,如苯海拉明等,必要时加用肾上腺皮质激素。精神紧张不安时应给予镇静剂。

4.抗菌治疗

通常不用抗菌药物,可以经对症疗法治愈。伴有高热的严重患者,细菌未明前可选用抗菌药物,如喹诺酮或头孢类药物,一旦明确细菌后应改用有效抗生素。

二、神经型食物中毒

(一)概述

神经型食物中毒是由于进食被肉毒杆菌(clostridium botulinum)外毒素污染的食物而引起的食物中毒性疾病,故又称肉毒中毒。肉毒毒素是一种嗜神经毒素,主要由上消化道吸收,毒素进入小肠和结肠后,则吸收缓慢,胃酸及消化酶均不能将其破坏,故多数患者起病缓慢,病程较长。肉毒毒素吸收后主要作用于颅神经核,外周神经、肌肉接头处及自主神经末梢,阻断胆碱能神经纤维的传导,神经冲动在神经末梢突触前被阻断,从而抑制神经传导介质——乙酰胆碱的释放,使肌肉收缩运动障碍,发生软瘫,但肌肉仍能保持对乙酰胆碱的反应性,静脉注射乙酰胆碱能使瘫痪的肌肉恢复功能。病理变化主要是颅神经核以及脊髓前角产生退行性变,使其所支配的相应肌群发生瘫痪,脑干神经核也可受损。脑及脑膜显著充血、水肿,并有广泛的点状出血和血栓形成。显微镜下可见神经节细胞变性。

其潜伏期较长,大多是在饭后 12 h 后发病,临床是以神经系统症状为主,胃肠道症状轻。发病后自觉全身无力,软弱、头痛、头晕,继而出现视物模糊、复视、斜视、瞳孔散大等眼肌麻痹症状,重者出现吞咽、咀嚼、语言和发音困难等咽肌麻痹表现,个别患者还可能有呼吸困难表现。

肉毒杆菌亦称腊肠杆菌,属革兰阳性厌氧梭状芽胞杆菌,次极端有大形芽胞,有周鞭毛,能运动。本菌芽胞体外抵抗力极强,干热 180 ℃、15 min,湿热 100 ℃、5 h,高压灭菌 120 ℃、20 min 则可消灭。5％苯酚、20％甲醛,24 h 才能将其杀灭。本菌按抗原性不同,可分 a、b、c、 d、e、f、g 7 种血清型,对人致病者以 a、b、e 3 型为主,f 型较少见,c、d 型主要见于禽畜感染。各型均能产生外毒素,是一种嗜神经毒素,剧毒,对人的致死量为 0.01 mg 左右,毒素对胃酸有抵抗力,但不耐热。a 型毒素 80 ℃、5 min 即可破坏,b 型毒素 88 ℃、15 min 可破坏。毒素在干燥、密封和阴暗的条件下,可保存多年。由于此毒素的毒性强,且无色、无臭、无味且不易察觉,必须注意防范。

引起肉毒中毒的食品与当地的生活习惯有关,多为家庭自制食品引起,如美国多家庭自制蔬菜及水果罐头传播。欧洲一些国家则主要经火腿、腊肠及其他肉制品传播。前苏联及日本以鱼制品为主。中国则以发酵豆制品为主,如新疆的臭豆腐、豆酱、豆豉、面酱;其他省也有家庭自制臭豆腐引起者。传播本病的动物性食品有熟羊头肉、动物油脂、臭鸡蛋、咸鱼、腊肉、干肉、肉罐头以及肉粽子等。

(二)诊断

1.临床表现

本病通常起病突然,以神经系统症状为主。临床特点主要为:

(1)突然发病,初期有头痛、头昏、眩晕、乏力、恶心及呕吐等症状;病情发展可有眼内外肌瘫痪,出现眼部症状,如视力模糊、复视、眼睑下垂、瞳孔散大,对光反射消失等。口腔及咽部可见潮红,并伴有咽痛,如咽肌瘫痪,则致呼吸困难。肌力低下主要见于颈部及肢体近端,由于颈肌无力,头向前倾或倾向一侧,腱反射可呈对称性减弱。

(2)本病潜伏期一般为 12～36 h,最短为 2～6 h,但长者可达 8～10 d。中毒剂量愈大则潜伏期愈短,病情亦愈重。

(3)患者在病程中神志清楚,感觉正常,不发热,但常有便秘、腹胀、尿潴留等症状,轻者 5～9 d 逐渐恢复,但全身乏力及眼肌瘫痪持续较久。抢救不及时多数死亡,病死率高,死亡原因多为延髓所致呼吸衰竭,心功能不全及误吸肺炎所致继发性感染。

(4)因自主神经末梢先兴奋后抑制,故泪腺、汗腺及涎腺等先分泌增多而后减少;血压先正常而后升高;脉搏先慢后快。

(5)婴儿患者首发症状常为便秘、拒奶、哭声低沉,迅速出现颅神经麻痹,可因骤发中枢性呼吸衰竭而猝死(婴儿猝死综合征 SIDS)。

2.实验室检查

(1)细菌培养:本菌获得纯培养较困难,因土壤以及其他材料中常有大量的各种芽孢菌存在。常用增菌法以促进混合培养物中肉毒梭菌的生长和毒素的产生,再经动物接种和保护性试验来确定毒素的性质。如混合培养物中有毒素存在,再接种血平板和卵黄平板进行次代培养,厌氧培养 36～48 h 取可疑菌落进行鉴定。

(2)毒素检测

1)标本采集:可疑食物、呕吐物、胃肠冲洗液、粪便及血清等。凡有悬浮固体物的待检标本均应低温离心沉淀,取其上清液。

2)标本处理:如果标本中有非蛋白分解型菌株所产生的毒素,需先用胰蛋白酶活化后再测定。试验时应用同一标本的未经胰蛋白酶处理的上清液同时测定,因为有蛋白分解型菌株存在时,用胰蛋白酶处理会降解这种有充分活性的毒素。激活方法是:用 1 mol/L 的 NaOH 或 HCl 把部分上清液的 pH 值调至 6.2,再将上清液 1.3 mL 加入 0.2 mL 1∶250 的胰蛋白酶水溶液中,放置 37 ℃ 1 h 即可。因毒素在肠道内已被激活,因此患者血清标本的毒素测定可不必用胰蛋白酶处理。

3)测定方法:包括毒素的定性检验和毒素的型别鉴定。①定性试验:取待检物上清液0.5 mL分别接种于两只小鼠的腹腔中,其中一只小鼠在接种前已预先注射肉毒毒素的多价抗毒素血清做为保护试验。接种后经数小时的潜伏期,即可出现呼吸困难、两侧腰肌明显凹陷呈"蜂腰"等早期症状。继后出现无力、麻痹、四肢伸直,一般在18~24 h死亡,也可延至4 d左右。保护试验小鼠则无上述症状而存活;②毒素的型别鉴定:用分型血清做中和试验和反向间接血凝试验。

(三)鉴别诊断

早期由于咽干、红、痛,应与咽炎相鉴别;呕吐、腹痛、腹胀、便秘,应与肠梗阻、肠麻痹相鉴别;黏膜干燥、瞳孔扩大应与阿托品或曼陀罗中毒相鉴别;明显无力及瘫痪应与多发性神经炎、重症肌无力、白喉后神经麻痹及脊髓灰质炎等相鉴别。

(四)治疗

1.一般治疗

(1)清除胃肠道内毒素:在进食可疑食物4 h以内,应尽快用1∶4000高锰酸钾或5%碳酸氢钠溶液洗胃,灌肠。安静卧床,注意保温。因外毒素在碱性液中易被破坏,氧化剂可使毒力减弱。同时口服泻药并予以清洁洗肠,尽可能清除肠道内毒素。

(2)补充液体及营养:已有吞咽困难者应予以鼻饲饮食或静脉滴注每日必需的液体、电解质及其他营养。

(3)保持呼吸道通畅及氧供:呼吸道有分泌物不能自行排出者,应予以定期吸痰,必要时做气管切开,可更好地保证吸痰及给氧。自主呼吸不能保证足够的换气量时,则应使用人工呼吸器辅助。

(4)加强护理密切观察病情变化:防止肺部感染的发生,必要时可给予合适的抗生素预防或治疗。

2.抗毒素治疗

尽早使用多价抗毒血清,在起病后24 h内或在发生肌肉瘫痪前5万~10万U,必要时6 h后重复注射。力争在起病后24 h内、肌肉瘫痪之前应用抗毒素治疗,这样效果最佳。抗毒素不能中和已与组织结合的毒素,故应尽早应用,而且给予足量。一次注射量可给10万~15万U(三联抗毒素),一半肌内注射,另一半由静脉滴入,必要时6 h后可重复给药1次。用药前必须先做皮肤过敏试验,如试验阳性,则应由小量开始、逐步加量的脱敏注射法给药。肉毒杆菌的外毒素在患者血中存留很长时间,有人报道可长达30 d,所以发病即使超过24 h,也应给予抗毒素治疗。如已知毒素型别,则可用单价抗毒素血清,如不知道毒素的型别,则应给三联(a、b、e型)抗毒素。盐酸胍乙啶有促进末梢神经释放乙酰胆碱的作用,可用以治疗肉毒杆菌中毒,半数患者症状好转,但对严重呼吸衰竭患者无效。

第七节 弯曲菌肠炎

一、概述

弯曲菌肠炎(campylobacter jejuni enteritis)是由弯曲菌属引起的急性肠道传染病。临床以发热、腹痛、血性便、粪便中有较多中性白细胞和红细胞为特征。弯曲菌属共分六个种及若干亚种。弯曲菌属(campylobacter genus)包括胎儿弯曲菌(campylobacter fetus)、空肠弯曲菌(c. jejuni)、结肠弯曲菌(c. colic)、幽门弯曲菌(c. pybridis)、唾液弯曲菌(c. sputorum)及海鸥弯曲菌(c. laridis)。

对人类致病的绝大多数是空肠弯曲菌及胎儿弯曲菌胎儿亚种,其次是大肠弯曲菌。为革兰染色阴性微需氧杆菌。长 $1.5\sim5\ \mu m$,宽 $0.2\sim0.5\ \mu m$;呈弧形、S 形或螺旋形,3~5 个呈串或单个排列;菌体两端尖,有极鞭毛,能做快速直线或螺旋体状运动;无荚膜。粪便或肠拭子标本接种选择培养基(Skirrow Butzletp 或 Campy-BAP),或通过 $0.65\ \mu m$ 滤器后接种于非选择培养基,在 5%~10%氧、10%二氧化碳、42 ℃时可分离该菌。空气中不能生长。最初分离时菌落很小,0.5~1 mm,圆形、白色或奶油色,表面光滑或粗糙,转种后光滑型变成黏液型,有的呈玻璃断面样的折光。根据生长所需温度的不同,不发酵葡萄糖及在 1%甘氨酸、3.5%盐液、1%胆汁的培养基中生长特性可鉴别其种。

主要抗原有 O 抗原,是胞壁的类脂多糖,及 H 抗原(鞭毛抗原)。感染后肠道产生局部免疫,血中也产生抗 O 的 IgG、IgM、IgA 抗体,有一定保护力。

该菌在水、牛奶中存活较久,如温度在 4 ℃则存活 3~4 周;在粪中存活也久,鸡粪中保持活力可达 96 h,人粪中如每克含菌数 10^8,则保持活力达 7 d 以上。细菌对酸碱有较大耐力,故易通过胃肠道生存。对物理和化学消毒剂均敏感。空肠弯曲菌在体外存活力较强,在 4℃牛奶中可存活 160 d,在室温内可存活 2 个月以上,但对一般消毒剂敏感,58 ℃ 5 min 即可杀死。

弯曲菌经口感染后,在小肠上部的胆汁和微氧环境中增生,发病机制迄今尚未完全明了,目前认为在肠道的致病主要取决于该菌的直接侵袭力,鸡胚细胞侵袭试验和雏鸡接种试验均证明该菌有侵袭力。同样,感染患者的肠道血性腹泻及肠黏膜的病理变化,菌血症等也提示其有侵袭黏膜上皮细胞的作用,过去曾大量研究细菌的鞭毛,并认为是致肠道病变的关键毒力因子,但有些作者有不同意见,目前较为明确的是,可溶性弯曲菌重组蛋白 PEB1(变曲菌黏附蛋白)和趋化蛋白(chemotactic protein)在该菌的黏附和定植中发挥作用。研究发现,PEB1 直接参与了细菌对 Hela 细胞的黏附和侵袭过程,PEB1 存在于细菌表面,由 PEB1 A 基因编码,在动物模型中,PEB1 的 A 位点加强了该菌对肠上皮细胞的黏附和侵袭,而灭活 PEB1 A 位点则能显著地削弱其黏附力;CHEY 起主要作用的该菌的趋化性对于其在肠道的定植也极为重要,因此,认为是该菌致肠道病变的主要因素。此外,有些菌株还能产生肠毒素,类似霍乱肠毒素,能引起患者稀水样腹泻;细菌破裂后释放大量内毒素,可引起发热等全身症状。病理变化主要在空肠、回肠和结肠,肠黏膜呈弥漫性出血、水肿,渗出性病变;镜检下小肠绒毛变性,萎缩,黏膜固有层有大量中性粒细胞,单核细胞浸润,有时可见溃疡及陷窝脓肿,肠系膜淋巴结肿大,并伴有炎症反应。

二、诊断

(一)临床表现

潜伏期 1~10 d,平均 5 d。食物中毒型潜伏期可仅 20 h。初期有头痛、发热及肌肉酸痛等前驱症状,随后出现腹泻、恶心呕吐。骤起者开始发热、腹痛腹泻。发热占 56.3%~60%,一般为低到中度发热,体温 38 ℃左右。个别可高热达 40 ℃,伴有全身不适。儿童高热可伴有惊厥。腹痛、腹泻为最常见症状。表现为整个腹部或右下腹痉挛性绞痛,剧者似急腹症,但罕见反跳痛。腹泻占 91.9%,一般初为水样稀便,继而呈黏液或脓血黏液便,有的为明显血便。腹泻次数多为 4～5 次,频者可达 20 余次。病变累及直肠、乙状结肠者,可有里急后重。轻症患者可呈间歇性腹泻,每日 3～4 次,间有血性便。重者可持续高热伴严重血便,或呈中毒性巨结肠炎、或为伪膜性结肠炎及下消化道大出血的表现。纤维结肠镜检和钡灌肠检查提示全结肠炎。部分较重者常有恶心、呕吐、嗳气,食欲减退。多数 1 周内自愈。轻者 24 h 即愈,不易和病毒性胃肠炎区别;20% 的患者病情迁延,间歇腹泻持续 2～3 周,或愈后复发或呈重型。

婴儿弯曲菌肠炎多不典型,表现为:①全身症状轻微,精神和外表若似无病;②多数无发热和腹痛;③仅有间断性轻度腹泻,间有血便,持续较久;④少数因腹泻而发育停滞。

肠道外感染弯曲菌也可引起肠道外感染,故有弯曲菌病之称。肠道外感染多见于 35～70 岁的患者或免疫功能低下者。常见症状是发热、咽痛、干咳、荨麻疹、颈淋巴结肿大或肝脾大、黄疸及神经症状。部分血行感染,发生败血症、血栓性静脉炎、心内膜炎、心包炎、肺炎、脓胸、肺脓肿、腹膜炎、肝脓肿、胆囊炎、关节炎及泌尿系感染。少数还可发生脑血管意外,蛛网膜下腔出血、脑膜脑炎、脑脓肿、脑脊液呈化脓性改变。

孕妇感染者常见上呼吸道症状、肺炎及菌血症。可能引起早产、死胎或新生儿败血症及新生儿及新生儿脑膜炎。病死率不高,老年人偶可发生。

(二)实验室检查

1. 大便常规

外观为黏液便或稀水便。镜检有较多白细胞,或有较多红细胞。

2. 病原学检查

①直接涂片检查病菌方法是在一玻片上涂一薄层粪便,并慢慢地加热固定。然后把涂片浸于 1% 碱性品红液中 10～20 min,继之用水彻底漂洗。镜检涂片上显示细小、单个或成串、海鸥翼形、S 形、C 形或螺旋形两端尖的杆菌为阳性;②可取患者大便、肠拭子,或发热患者的血液、穿刺液等为检材,用选择培养基,在厌氧环境下培养,分离病菌。若具有典型的菌落形态及特殊的生化特性即可确诊;③血清学检查取早期及恢复期双份血清做间接凝血试验,抗体效价呈 4 倍或以上增长,即可确诊。

三、鉴别诊断

(一)细菌性痢疾

典型菌痢有高热、腹痛腹泻、泻脓血便。腹痛在下腹或左下腹,左下腹明显压痛,伴明显里急后重。粪检有较多脓细胞、吞噬细胞。重者常脱水。这都有利于和本病区别。

(二)其他细菌所致腹泻

如鼠伤寒、致病性大肠杆菌、耶氏菌和亲水气单胞菌,其他厌氧菌等,单从临床有时很难鉴别。怀疑时应依靠病原学和血清学来确诊。肠道外感染者须与沙门菌病及布氏菌病鉴别。

四、治疗

(一)一般治疗

消化道隔离,对患者的大便应彻底消毒,隔离期从发病到大便培养转阴。发热、腹痛、腹泻重者给予对症治疗,并卧床休息。饮食给予易消化的半流食,必要时适当补液。

(二)病原治疗

该菌对庆大霉素、红霉素、氯霉素、链霉素、卡那霉素、新霉素、四环素族及林可霉素均敏感。对青霉素和头孢菌素有耐药。临床可据病情选用。肠炎可选红霉素,成人 0.8~1.2 g/d,儿童 40~50 mg/(kg·d),口服,疗程 2~3 d。喹诺酮类抗菌药,如氟哌酸疗效也佳,但对幼儿可影响骨骼发育。细菌性心内膜炎首选庆大霉素。脑膜炎首选氯霉素。重症感染疗程应延至 3~4 周,以免复发。

第八节　致病性大肠杆菌感染

一、概述

致病性大肠杆菌感染是由致病性大肠埃希菌感染人体后引起的以腹泻为主的一组急性肠道传染病。

大肠埃希菌通常称为大肠杆菌,是 Escherich 在 1885 年发现的,在相当长的一段时间内,一直被当作正常肠道菌群的组成部分,认为是非致病菌。直到 20 世纪中叶,才认识到一些特殊血清型的大肠杆菌对人和动物有病原性,尤其对婴儿和幼畜(禽),常引起严重腹泻和败血症,它是一种普通的原核生物,是人类和大多数温血动物肠道中的正常菌群。但也有某些血清型的大肠杆菌可引起不同症状的腹泻,根据不同的生物学特性将致病性大肠杆菌分为五类:致病性大肠杆菌、肠产毒性大肠杆菌、肠侵袭性大肠杆菌、肠出血性大肠杆菌和肠集聚性大肠杆菌。

二、病原学

大肠杆菌(Escherichia coil,E coil)为革兰阴性短杆菌,大小 0.5 μm×(1~3)μm。周身鞭毛,能运动,无芽孢。能发酵多种糖类产酸、产气,是人和动物肠道中的正常栖居菌,婴儿出生后即随哺乳进入肠道,与人终身相伴,其代谢活动能抑制肠道内分解蛋白质的微生物生长,减少蛋白质分解产物对人体的危害,还能合成维生素 B 和维生素 K,以及有杀菌作用的大肠杆菌素。正常栖居条件下不致病。但若进入胆囊、膀胱等处可引起炎症。在肠道中大量繁殖,几乎占粪便干重的 1/3。兼性厌氧菌。在环境卫生不良的情况下,常随粪便散布在周围环境中。大肠杆菌的抗原成分复杂,可以分为菌体抗原(O)、鞭毛抗原(H)和表面抗原(K),后者有抗机体吞噬和抗补体的能力。根据菌体抗原的不同,可以将大肠杆菌分为 150 多型,其中有 16 个血清型为致病性大肠杆菌,常引起流行性婴儿腹泻和成人肋膜炎。

该菌对热的抵抗力较其他肠道杆菌强,55 ℃经 60 min 钟或 60 ℃加热 15 min 仍有部分细菌存活。在自然界的水中可存活数周至数月,在温度较低的粪便中存活更久。胆盐、煌绿等对大肠杆菌有抑制作用。

大肠杆菌具有很多毒力因子,目前已分离或鉴定的与毒力有关的因子可分为:①主要毒力因子:如内毒素(脂多糖,LPS)、外毒素、膜结合毒素(如 β 溶血素)等;②辅助毒力因子:有黏附素、鞭毛、荚膜及铁运输系统。通常由多种毒力因子共同作用造成疾病。

大肠埃希菌主要有三种抗原：O 抗原，为细胞壁脂多糖最外层的特异性多糖，由重复的多糖单位所组成。该抗原刺激机体主要产生 IgM 类抗体（出现早且消失快）。K 抗原，位于 O 抗原外层，为多糖，与细菌的侵袭力有关。K 抗原分为 A、B、L 三型。H 抗原，位于鞭毛上，加热和用酒精处理，可使 H 抗原变性或丧失。H 抗原主要刺激机体产生 IgG 类抗体，与其他肠道菌基本无交叉反应。

三、流行病学

致病性大肠杆菌是婴幼儿流行性腹泻极为重要的病原。致病性大肠杆菌的主要传播方式并未被确认，但证据显示，人与人之间的粪口传播是最重要的途径。发生于医院的数次致病性大肠杆菌感染暴发流行的来源可追溯到某个特异的病例。致病性大肠杆菌菌株可以在无症状的儿童中被分离培养出来，特别是超过六个月的儿童。这些致病性大肠杆菌携带者可能是主要的传染源，成人的无症状感染可以成为流行性暴发或散发病例的感染来源。护理人员双手可能被污染，并且可能是院内感染的主要方式。没有证据证明，动物宿主是致病性大肠杆菌感染的来源之一。虽然致病性大肠杆菌也会污染环境，但污染的水和食物很少成为流行的来源。

人工喂养是引起致病性大肠杆菌感染的危险因素，母乳喂养可以预防致病性大肠杆菌腹泻的发生，母乳中的免疫球蛋白及寡糖片段已被证明可以抑制致病性大肠杆菌对肠上皮细胞的黏附。还发现母乳中有致病性大肠杆菌毒力因子的抗体。近期住院史也是致病性大肠杆菌感染的危险因素。

四、发病机制

（一）肠致病性大肠杆菌
1.局部黏附

致病性大肠杆菌以紧密的微集落方式与细胞结合，称为局部黏附。局部黏附现象是由质粒编码的。不同血清型的致病性大肠杆菌具有非常保守的质粒。质粒的丢失可以导致该菌株局部黏附能力的丧失。而获得转移质粒的大肠杆菌可获得此项功能。而且，试验性吞服去除质粒的致病性大肠杆菌的受试者发生腹泻的几率要低于那些服用含有质粒的原始野生型菌株者。

2.附着及清除作用及肠细胞消除位点

致病性大肠杆菌感染的标志是其紧密吸附在上皮细胞上并消除微绒毛的特性。这种附着及消除作用指细菌接近肠细胞的胞膜，仅仅相隔 10 nm。在细菌与肠上皮细胞相互作用的早期微绒毛形成囊泡，在紧挨细菌的部位无囊泡，在细菌附着部位的微绒毛变长。

3.基因调节

致病性大肠杆菌的毒力基因本身并不能表达，而是受到一系列复杂调节因素的控制。调节网络还未完全明确，但是已发现了几种调节因素。

4.致病性大肠杆菌感染引起腹泻的机制

致病性大肠杆菌导致腹泻的机制仍不清楚。可能有三个机制，包括：表面积减少导致吸收不良和渗透性腹泻，丧失肠道屏障功能导致离子和水分漏入到肠腔中，刺激离子分泌或阻断离子吸收导致分泌性腹泻。

致病性大肠杆菌感染所致的微绒毛的缺失可能会导致吸收不良。在致病性大肠杆菌感染的迁延不愈病例中,小肠和大肠都严重受累,导致吸收表面大量丧失从而引起腹泻。并且,许多严重的腹泻病例在给予胃肠外营养(TPN)后腹泻会减轻,提示腹泻与吸收不良有关。但是在应用 TPN 条件下腹泻仍可继续存在。此外,在志愿者研究中,尽管志愿者在大部分时间里是禁食的,致病性大肠杆菌腹泻通常在 12 h 内发生,而一些受试志愿者,在摄食后 3 h 内发生腹泻;这表明也有分泌机制参与。

(二)肠毒素性大肠杆菌

肠毒素性大肠杆菌必须表达附着和肠毒素两种毒力因子才具有足够的致病力。细菌首先借助特异的附着因子定植在肠道,与其他肠致病性大肠杆菌不同,肠毒素性大肠杆菌在附着过程中并不改变肠上皮细胞刷状缘黏膜的超微结构。一旦细菌定植在小肠,就会产生耐热肠毒素和(或)不耐热肠毒素。产生毒力因子的不同可能部分解释了肠毒素性大肠杆菌感染性疾病的不同表现。

1. 附着因子和血清型

像其他致腹泻大肠杆菌一样,肠毒素性大肠杆菌通常也有严格的血清分型。细菌表面菌毛介导这些菌株附着于肠黏膜。肠毒素性大肠杆菌菌毛具有种属特异性。

2. 肠毒素

根据定义,肠毒素性大肠杆菌产耐热的肠毒素或不耐热的肠毒素。许多肠毒素性大肠杆菌同时产生耐热肠毒素和不耐热肠毒素。

(1)耐热肠毒素:热稳定毒素有两个主要类型:耐热肠毒素 a 家族和耐热肠毒素 b 家族。

耐热肠毒素 a 肠毒素分子量小(分子量为 2000),耐热和耐酸,不具备含有三个二硫键的亚单位,这种亚单位对生物活性非常重要。这两种毒素的氨基酸羧基端高度保守,较大的不同点主要在于它们的氨基端。这些毒素的生物活性主要与羧基端有关。

大肠杆菌耐热肠毒素 a 肽是由 18 个氨基酸或 19 个氨基酸构成,负责编码耐热肠毒素 a 的细菌转位子编码的是一个 72 个氨基酸的前-前肽。这一基因产物转录后在细菌细胞质中和细胞外加工为肽的过程中被除去一个疏水引导序列而缩短产生一个较小的成熟的毒素。

与霍乱毒素和不耐热肠毒素一样,耐热肠毒素 a 可引起水和电解质分泌,不过它们的作用机制不同。霍乱毒素和不耐热肠毒素的生物效应有一个不可逆的滞后期,通过激活腺苷环化酶介导。而耐热肠毒素 a 的作用立即起效,是可逆的,通过激活鸟苷酸环化酶介导。

致腹泻大肠杆菌产生的第二类耐热肠毒素被命名为耐热肠毒素 b 或耐热肠毒素 Ⅱ,对断奶小猪具有促进液体分泌作用。与耐热肠毒素 a 不同的是耐热肠毒素 b 不溶于甲醇,在乳鼠测定中显示无活性。虽然耐热肠毒素 a 培养液不造成组织病变,但耐热肠毒素 b 培养液可导致绒毛吸收细胞的丢失和部分萎缩。

(2)热不稳定毒素(不耐热肠毒素 Ⅰ,不耐热肠毒素 Ⅱ):不耐热肠毒素 Ⅰ 实际上是一个高分子量的蛋白家族,在功能和结构上与霍乱毒素相似。不耐热肠毒素 Ⅰ 家族包括有不耐热肠毒素 hI 和不耐热肠毒素 pI 亚型,表明它们分别从人和猪分离得到而具有不同的抗原性。在不耐热肠毒素 hI 亚型中也存在免疫异质性。不耐热肠毒素 Ⅰ 介导分泌的传统途径包括:升高 cAMP 水平使蛋白激酶活化和 CFTR 磷酸化。

一种可能的途径是通过毒素介导引起花生四烯酸代谢物释放,从而影响肠离子的分泌和动力。第二种可能的机制包括肠神经系统和毒素介导的 5-羟色胺和血管活性肠肽的释放。第三种机制与促炎症细胞因子的释放有关,它反过来激活肠神经系统。

不被抗霍乱毒素抗血清中和的热不稳定毒素被命名为不耐热肠毒素 Ⅱ。根据抗原决定簇和化学特性的不同以及抑制其他肠毒素与 YI 肾上腺细胞结合的能力,可以将不耐热肠毒素 Ⅱa 和不耐热肠毒素 Ⅱb 区别开。

(三)肠侵袭性大肠杆菌

可产生细胞毒素,能引起豚鼠角膜及结膜炎症,不产生肠毒素,细菌依直接侵袭导致结肠黏膜受损,在内毒素作用下破坏细胞,引起炎症,严重者发生溃疡引起菌痢样大便。

(四)肠出血性大肠杆菌

大多数由 O157:H7 血清型所致,可产生志贺毒素、类志贺毒素和 Vero 细胞毒素。产志贺毒素的菌株(STEC)能引起严重的出血性结肠炎和溶血尿毒综合征(HUS)。毒素能穿过肠上皮细胞层到达肠、肾和其他内脏的小血管内皮细胞。除导致肠损害外,毒素还可作用于肾小球和脑微血管内皮细胞并激活凝血和促炎症连锁反应导致 HUS 和中枢神经系统并发症发生。除毒素外,另一个关键的毒力因素是细菌在宿主肠黏膜的定植,通过在肠黏膜定植破坏了上皮细胞功能并产生典型的组织病理性损伤,表现为细菌和上皮细胞间紧密黏附,使细胞骨架改变,特征性的微绒毛消失。

(五)肠黏附性大肠杆菌

人和动物研究证实肠黏附性大肠杆菌能够结合于空肠、回肠和结肠的上皮细胞。致病过程有三个阶段:①黏附菌毛和黏附因子黏附小肠黏膜;②细菌和宿主细胞产生的黏液在肠细胞表面形成生物膜;③释放毒素和引发炎症反应。肠黏附性大肠杆菌可在黏液层中存活并持续定植导致迁延性腹泻,产生黏液便。人和动物研究显示,肠黏附性大肠杆菌毒素可以损害小肠微绒毛顶端及肠细胞,毒素为质粒编码毒素、肠毒素、细胞毒素、耐热毒素和志贺毒素 1。

五、临床表现

产肠毒素性大肠杆菌所致腹泻为婴儿腹泻的重要病因,也是儿童、成人以及旅游者腹泻的病因之一。产肠毒素性大肠杆菌所致疾病的特点是水样泻。腹泻可以很轻,也可呈霍乱样腹泻并导致严重脱水。发生于旅游者的产肠毒素性大肠杆菌相关疾病通常在到达疫区 5～15 d 发病,潜伏期 14～50 h。大便呈水样,黄色、无黏液、脓液,无白细胞。本病通常呈自限性,持续不超过 5 d,少数病例可持续达到 3 周以上。腹痛呈中等程度或没有腹痛,一般没有发热。产肠毒素性大肠杆菌感染也特别好发于短期和长期营养不良的婴儿和儿童。产肠毒素性大肠杆菌感染不仅造成急性腹泻和正常喂养的中断,还会影响远期的发育。

肠致病性大肠杆菌也是发展中国家婴儿腹泻的主要病因,粪便呈黄水样,带酸气味,粪质较少。在婴儿有时带少许黏液并可伴有呕吐、发热和腹胀等表现。有时可并发尿路感染。

肠侵袭性大肠杆菌主要在大儿童及成人中致病。新生儿对此菌易感性差,至今未有在小婴儿中暴发的报道。临床表现酷似菌痢,发热,大便呈黏状、糊状或带血,并可有腹痛。

肠出血性大肠杆菌为小儿出血性肠炎的重要病原。大多数由 O157:H7 血清型所致。临床表现有腹痛、腹泻。粪便初呈水样,继而呈血性、鲜红色、量中等。病程 7～10 d,10% 患者有低热。腹痛有时较重,可呈痉挛性,甚至误诊为阑尾炎。乙状结肠镜检查见肠黏膜充血、水肿,肠壁张力低下。钡剂灌肠 X 射线检查可见升结肠及横结肠黏膜下水肿。部分患者在腹泻起病后的 2～14 d 发生 HUS。

肠黏附性大肠杆菌最常见的表现是水泻伴或不伴血或黏液、腹痛、恶心、呕吐和低热,引起急性和迁延性腹泻(超过 14 d)。营养不良者由于无法修复被损害的黏膜,容易形成迁延性或慢性腹泻。

六、实验室检查

(一)常规检查

1.外周血象

白细胞总数可以减少、正常或增高,中性粒细胞增多。有各种慢性疾病者可有不同程度的贫血。

2.大便常规

大便镜检可见少数红、白细胞,偶尔可满视野,有大量的脂肪球。

(二)病原学检查

自血、尿、粪便、脓液、脑脊液及痰等标本中可分离出大肠埃希菌。腹泻流行时可从多数患者中分离出同一血清型的大肠埃希菌,并且和可疑食物中分离者一致。

(三)血清分组和血清分型

致病性大肠杆菌感染的经典诊断方法是玻片凝集试验,利用商品化的多价抗血清识别代表致病性大肠杆菌的 O 抗原。该方法优点在于易于操作。缺点有很多,因此,用血清学分组法诊断致病性大肠杆菌不可靠,该方法应被废弃。

DNA 探针为致病性大肠杆菌的诊断提供了一项更加客观的检查方法。应用荧光显微镜检测集中分布于上皮细胞中邻近致病性大肠杆菌附着部位的丝状肌动蛋白,后者可作为附着及清除作用的标记物。对检测附着及清除活性,荧光肌动蛋白染色(FAS)试验与电子显微镜检测结果高度一致。FAS 试验已用于流行病学研究,结果令人鼓舞。有 FAS 试验的缺点包括荧光显微镜及试剂的造价较高,并且需要结合应用志贺样毒素基因或活性的检测试验以区别致病性大肠杆菌与 EHEC,后者也呈 FAS 阳性。也可以应用 PCR 方法可检测致病性大肠杆菌毒力决定因子,此方法应用越来越广泛。本方法的优点很多:简便、迅速、灵敏,使其成为诊断致病性大肠杆菌很有吸引力的方法。应用 PCR 时,选择能够代表基因高度保守区的引物是非常重要,并且还要防止交叉污染的可能性。

七、治疗

致病性大肠杆菌引起的腹泻通常非常严重,有致命危险。治疗致病性大肠杆菌腹泻患者的重点是预防和纠正水电解质紊乱。大多数患者可通过口服补液治疗。但是,有些致病性大肠杆菌感染患者有严重呕吐或大量水分丢失,且不能通过口服途径予以纠正,需要静脉补液治疗。对多数致病性大肠杆菌感染患者,早期进食以防止或逆转急性或慢性腹泻引起的营养状况迅速下降。低龄婴儿,在水分补足后应尽早重新开始乳汁或不含乳糖的配方喂养。大一些的婴儿和儿童应该服用高热量的食物。在某些致病性大肠杆菌腹泻病例中,随着进食腹泻量也有增加,说明腹泻原因除了严重微绒毛丧失引起的营养吸收障碍外,还有渗透机制的参与。对这些患者,除了纠正和预防水、电解质和营养失衡的非特异性治疗外,还应采取措施来缓解腹泻症状,在有条件的情况下应使用 TPN 以预防或纠正营养缺失。抗生素在治疗致病性大肠杆菌感染中的作用还不清楚。已发现对致病性大肠杆菌引起的迁延性腹泻患者应用抗生素治疗有益。

大多数由产肠毒素性大肠杆菌引起的腹泻不需要抗生素治疗,因为本病的病程短,口服补液治疗安全、有效,并已有商品化制剂。最重要的是纠正和维持液体平衡。轻、中度失水可采用口服补液,口服补液溶液中含有 35～90 mmol/L 钠,并加入了葡萄糖,钾和碳酸氢盐,已证实相当有效。重者住院静脉输液,维持水电解质及酸碱平衡。旅游者腹泻可用抗生素,氟喹诺酮类是目前首选的药物,可采用环丙沙星,500 mg 每 12 h 一次,1 天,通常 24 h 缓解。

肠致病性大肠杆菌及肠侵袭性大肠杆菌感染的治疗主要是对症治疗,止泻药一般不用于治疗婴儿急性腹泻。成人患者使用止泻药如洛哌丁胺可以减少排便量并能减轻症状。有脱水者予以纠正。庆大霉素、阿米卡星、阿莫西林和诺氟沙星等有效。但氟喹诺酮类药物不宜用于严重大肠埃希菌感染,也不宜用于小儿及孕妇患者。研究显示四环素可稍微缩短自然感染的成人腹泻的病程。采用甲或苄啶-磺胺甲噁唑进行早期治疗(第三次稀便之后)能显著缩短腹泻的病程。有关次水杨酸铋的临床研究显示其对产肠毒素性大肠杆菌腹泻有效。

肠出血性大肠杆菌治疗值得注意的是抗生素的使用可以促使肠出血性大肠杆菌释放毒素,从而使患者并发溶血性尿毒症危险性增加,因此不主张使用抗生素。一旦并发溶血性尿毒症,应立即停用抗生素,肾上腺皮质激素的治疗效果不佳,此时患者应予重症监护,对症治疗,必要时采用血浆灌输、血浆置换、抗血栓形成、静脉注射免疫球蛋白和应用志贺毒素抑制剂等治疗方法。

肠黏附性大肠杆菌病程通常自限,口服补液治疗有效。旅游者腹泻和儿科腹泻的抗生素治疗依据个体情况而定,经验治疗为主。药物敏感性依地区不同而异,一些报道对氨苄西林、四环素、TMP、SMZ 和氯霉素呈中-高水平耐药。大多数地区对氟喹诺酮类、阿奇霉素、利福昔明、阿莫西林/克拉立维酸和萘啶酸敏感。

八、预防

预防致病性大肠杆菌感染的措施包括:改善社会经济条件,鼓励母乳喂养,预防医院中的感染传播。除了这些措施,通过免疫接种预防致病性大肠杆菌感染也是一项很有吸引力的措施。

通过被动免疫预防腹泻性疾病是很有可能的。在一项安慰剂对照志愿者试验中:应用肠毒素性大肠杆菌抗原混合物免疫牛,产生的具有免疫球蛋白浓缩物的牛奶可以完全防止受试者出现肠毒素性大肠杆菌引起的腹泻。人类乳汁对致病性大肠杆菌黏附具有抑制活性,表明应用乳汁预防致病性大肠杆菌感染也是可行的。

开发致病性大肠杆菌疫苗的尝试成效尚不显著。灭活口服疫苗已以不同剂量方式用于住院婴儿中。对预防发生于医院的大肠杆菌性腹泻,该疫苗的保护率为 31％～74％,与婴儿年龄的有关。保护效应可持续一个月。使用致病性大肠杆菌 O 抗原制备复合多糖疫苗的工作也已有报道,但是这些疫苗还未在人类中应用。目前尚没有理想的减毒活菌疫苗。

第九节　霍　乱

霍乱(cholera)是由 O1 群或 O139 型霍乱弧菌(Vibrio cholerae)引起的急性分泌性腹泻,是一种烈性肠道传染病,属三大国际检疫传染病之一,也是我国法定管理的甲类传染病。自1817 年开始霍乱从亚洲播散到世界许多地方,共造成 7 次大流行。霍乱弧菌包括两个生物型,即古生物型和埃尔托生物型。过去把前者引起的疾病称为霍乱,把后者引起的疾病称为副霍乱。1962 年世界卫生大会决定将副霍乱列入《国际卫生条例》检疫传染病"霍乱"项内,并与霍乱作同样处理。

一、病因

(一)病原

霍乱弧菌是革兰染色阴性弧菌属的一种,呈弧形或逗点状杆菌,长 1.5～2 μm,宽 0.3～0.4 μm,无芽孢和荚膜。菌体一端有单鞭毛,运动活泼,在新鲜标本涂片镜检,霍乱弧菌排列如"鱼群"样运动。

霍乱弧菌常生活在海岸线或江河的入口处,在含盐的水中生长最好,但在含盐很低的水中,如气候温暖并含有足够的有机营养,霍乱弧菌也能生长。霍乱弧菌常与浮游动物及贝类生活在一起,能利用他们的几丁质作为碳和氮的来源。几丁质能增强霍乱弧菌的自然竞争力,提示存在横向的基因转移,尤其是在浮游动物的繁殖期。

各群弧菌的鞭毛抗原(H)大多相同,仅菌体抗原(O)不同。根据脂多糖性 O 抗原的不同目前已发现 200 多个血清型,但只有 O1 型及 O139 型霍乱弧菌引起霍乱的流行,其中 O1 型又分为古典生物型和埃托生物型。1992—1993 年在印度和孟加拉国,新发现一种非 O1 群霍乱弧菌引起的霍乱样腹泻病的暴发流行,该菌既不与 O1 群霍乱多价抗血清凝集,也不与 O2-O138 群霍乱弧菌菌体"O"抗原发生凝集,是一种新的弧菌,因而命名为 O139 群霍乱弧菌。又因最早发现于孟加拉湾,又名孟加拉菌。O139 型霍乱弧菌是由 El Tor 生物型通过横向基因转移了菌体 O1 抗原而来的,除此之外,与 El Tor 霍乱弧菌几乎一致。许多学者将由 O139 型霍乱弧菌引起的霍乱大流行称为第八次大流行。

O1 和 O139 型霍乱弧菌属兼性厌氧菌,营养要求简单,在普通培养基上生长良好,培养温度以 37 ℃为适宜,钠离子可刺激其生长,适合繁殖的 pH 值为 6.0～9.2,最适宜 pH 值为7.2～7.4。选择性培养基 pH 值常用 8.4～8.6,或 pH 值 9.2,以抑制其他细菌生长。O1 群/O139 型霍乱弧菌繁殖速度快,在蛋白胨水中生长迅速,初期可显著超过大肠埃希菌,8 h 可在培养液表面形成明显易见的菌膜,菌落形态在不同培养基上略有差别,在营养琼脂或碱性琼脂上呈圆形、无色、透明、光滑、湿润、扁平或稍凸起,边缘整齐;在庆大霉素琼脂上呈无色半透明,中心有灰黑点;在硫代硫酸盐枸橼酸盐胆汁酸盐蔗糖(TCBS)琼脂上呈黄色。

霍乱弧菌抵抗力较弱。经干燥 2 h 或加热 55 ℃ 10 min 即可死亡,煮沸立即死亡。弧菌接触 1:(5000～10000)盐酸或硫酸,1:(2000～3000)L 汞或 1:500000 高锰酸钾溶液,数分钟即被杀灭,在 0.1％含氯石灰中 10 min 即死亡。霍乱弧菌在正常胃酸中仅能生存 4 min,在未经处理的粪便中存活数日。

　　1980 年世界卫生组织将霍乱弧菌分为 O1 群霍乱弧菌、O1 群不典型霍乱弧菌及非 O1 群霍乱弧菌,此后多依此命名。2000 年美国科学家在英国《自然》杂志上报道说,他们已经完成了霍乱弧菌的基因组测序工作。它包含两个环形染色体,共有 4 万个碱基对,其中较大的染色体上有近 3 万个碱基对,较小的染色体上有 100 万个碱基对。大部分与细胞基本功能及致病特性有关的基因则位于大染色体上。据认为,小染色体原本属于另一种微生物,它是由霍乱弧菌俘获而来的,与细菌的生存相关(图 2-1)。

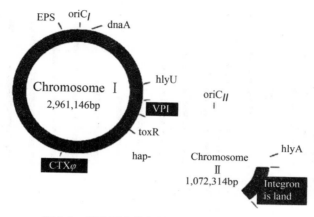

图 2-1　霍乱弧菌染色体上主要毒力基因分布

EPS:蛋白分泌系统工程;oriC:大肠杆菌染色体 DNA 复制起点;danA:登氏颗粒 A;chromosome:染色体;bp:碱基;hlyA:控制溶血素编码基因型 A;hlyU:控制溶血素编码基因型;CTXφ:Ⅰ型胶原羧基端肽;toxR:霍乱弧菌关键毒力调节子;VPI:人血管活性肽酶抑制剂;Integron is land:整合子岛。

　　VPI 基因编码小肠定居因子毒素协同菌毛(toxin-coregulated pilus,Tcp)及毒力调节因子(toxin regulator,ToxT)。CTXφ 编码霍乱肠毒素(cholera toxin,CT)。整合子岛是一个基因捕获系统,与毒力有关。黑色字代表致病决定因子目前尚未完全明确的基因,包括 toxR(编码几个毒力基因座的转录调节子)、hlyU(控制溶血素编码基因 hlyA 的表达)及蛋白分泌系统 EPS。oriCⅠ及 oriCⅡ代表Ⅰ、Ⅱ号染色体上不同的起始位点。dnaA 编码的蛋白可能与Ⅰ号染色体的复制起始有关。

(二)流行病学

　　霍乱在人群中流行已达两个多世纪。霍乱的发生有地方性发病及流行性发病两种模式。在地方性发病的地区,如亚洲和非洲的一些地方,霍乱常在雨季来临的前后发生,儿童发病率最高,新生儿也有发生。霍乱的暴发流行常与地方性发病相重叠,并且有一个比较长的周期,可能与人群的免疫力下降有关。

　　过去 20 年,在安哥拉、埃塞俄比亚、津巴布韦、巴基斯坦、索马里、苏丹、越南以及海地均暴发了严重的霍乱暴行。从海地霍乱暴发可以看出,在霍乱的非流行区,所有年龄的个体均对霍乱易感。2010 年 10 月之前,海地没有一例确诊霍乱病例。从资料记录看,海地过去 100 年都没出现过霍乱。2010 年 3 月,美国疾病控制和预防中心说,霍乱"极端不可能发生"在海地发生。但自 2010 年 10 月霍乱暴发以来,截止 2011 年底,51.5 万人感染霍乱,死亡近 7000

人。人口密集、医疗卫生条件恶劣,战争及自然灾害的发生是霍乱暴发流行的重要影响因素。

自 1817 年以来,霍乱曾发生七次世界性大流行。1961 年以来的第七次世界大流行目前仍未结束。图 2-2 是近年上报到 WHO 的霍乱患者数。由于经济、政治及技术等方面的原因,WHO 估计上报的人数不到实际发病数的 1/10。包括霍乱在内的腹泻性疾病是 5 岁以下儿童发病的第二位原因,也是死亡的主要原因。霍乱也是导致成人严重脱水的主要原因。

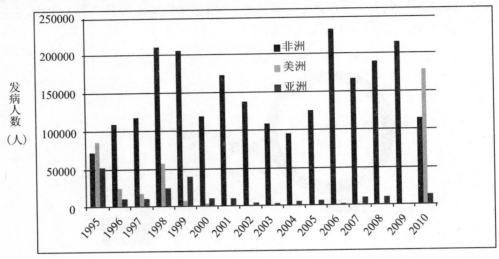

图 2-2　近年各洲上报 WHO 的霍乱发病人数

1. 传染源

患者与带菌者都是霍乱的传染源。典型患者的吐泻物含菌量甚多,每毫升粪便可含 $10^{7\sim9}$ 弧菌,排菌时间长,从 2 天到 2 周不等,偶有更长时间者,对疾病传播起重要作用。但典型患者容易被诊断,及时得到隔离。轻型患者及无症状感染者的排菌期只有短短几天,但不易检出,反而成为危险传染源。

霍乱弧菌在大便中以单个的浮游细胞或膜样聚集物的形式存在。在外界水体中霍乱弧菌在 24 h 内转变为条件活性细胞。这些细胞再次进入人体时具有感染性,但感染所需的数量不明。用纱布过滤生水可以减少 50% 的传播几率,这与过滤能去除浮游生物上附着的细菌比例相一致。

周围环境中霍乱弧菌致病株的浓度常在霍乱流行前达到高峰。O1 或 O139 型霍乱弧菌的溶解性噬菌体也在患者粪便或周围环境中出现,且早于霍乱的暴发。这些噬菌体能够调节霍乱暴发的严重程度及持续时间。

霍乱弧菌离开人体后常形成高感染性表型,与非人体排泄的细菌相比,感染人体所需的剂量要低 10～100 倍。这种表型通常只能维持 5～24 h,说明在人体间传播的霍乱弧菌传染性更强。

2. 传播途径

霍乱主要通过消化道传播。常见的危险因素为:喝生水、生食或半生食海产品、喝不卫生饮料等。

3.人群易感性

霍乱流行 200 余年,遍布世界各地,不论男女老幼,不分种族均对本病易感。在新感染区,成人比儿童易受感染;在老疫区,儿童发病率较成人为高,如在孟加拉国,前者的发病率为后者的 10 倍。病后再次发生严重感染者少见。志愿者感染霍乱弧菌的结果表明,对第二次感染具高度抵抗力,其时间至少可维持 3 年。

机体合并肠道致病菌或寄生虫感染对霍乱弧菌特异性的免疫力产生影响。还有许多其他的因素与霍乱弧菌的易感性增高有关。如维生素 A 缺乏的患者易感染霍乱弧菌,而且出现症状的可能性增加。O 型血的人群易患霍乱,这也是南亚地区 O 型血人群的比例低于其他地区的重要原因。一项孟加拉国的流行病学调查表明,霍乱患者的一级亲属更容易罹患霍乱,提示霍乱存在基因易感性。一个与先天免疫相关的基因 BPIFB1(也称为 LPLUNC1)启动子区的变异可能与霍乱的易感性相关,还有更多的候选基因正在研究中。

4.流行特征

霍乱在我国全年均可散发,流行季节为夏秋季,其中以 7～10 月为多。流行地区以沿海一带,如广东、广西、江苏及上海等省市为多。

二、发病机制

霍乱的发病机制主要是由霍乱肠毒素引起的分泌性腹泻。人体存在非特异性免疫,以抵抗霍乱弧菌等的侵入。人体食入霍乱弧菌后是否发病,主要取决于机体的免疫力和食入弧菌的量。霍乱弧菌"怕酸不怕碱",经口进入胃后,绝大部分被胃酸杀死。如胃酸分泌减少或因大量进食、饮水而使胃酸高度稀释时,或入侵弧菌数量很多时,未被杀死的弧菌即进入小肠。在穿过小肠黏膜表面的黏液层之后,弧菌即黏附于小肠上段黏膜上皮细胞表面并在此大量繁殖,同时产生大量的霍乱肠毒素。霍乱肠毒素激活肠黏膜上皮细胞膜中的腺苷酸环化酶(AC),使三磷酸腺苷(ATP)转变成环磷酸腺苷(cAMP)。当细胞内 cAMP 浓度升高时,刺激隐窝细胞分泌大量的水、氯化物及碳酸氢盐,同时抑制绒毛细胞对钠的正常吸收,以致大量水分和电解质聚集在肠腔,形成本病特征性的剧烈水样腹泻。霍乱肠毒素还能促使肠黏膜杯状细胞分泌黏液增多,使腹泻水样便中含大量黏液。此外,腹泻导致的失水,使胆汁分泌减少,因而腹泻出的粪便可成"米泔水"样。肠液丧失常持续数小时至 7～8 d,大量腹泻的持续时间与疾病的严重程度常成正比。大量等渗液体的丧失是重型霍乱患者低血容量性休克的直接原因。霍乱粪便中钾和碳酸氢盐含量较高,常导致严重的低钾血症和代谢性酸中毒。霍乱患者死亡的主要原因是低血容量性休克、急性肾衰竭和代谢性酸中毒。

除霍乱肠毒素外,霍乱弧菌内霉素、溶血素、酶类及其他代谢产物也有一定的致病作用。

霍乱患者病理改变常较轻微,主要是严重脱水引起的一系列改变。病理解剖可见小肠仅有轻微炎症。死亡患者的主要病理变化为严重脱水现象:尸僵出现早,皮肤干而呈发绀,皮下组织及肌肉干瘪。内脏浆膜无光泽,肠内充满似米泔水样液体,胆囊内充满黏稠胆汁。心、肝、脾等脏器均见缩小。肾小球及间质的毛细管扩张,肾小管浊肿、变性及坏死。其他脏器也有出血、变形等变化。

三、临床表现与诊断

潜伏期绝大多数为1~3 d,可短至数小时或长达5~7 d。大多急起,少数在发病前1~2 d有头昏、疲劳、腹胀和轻度腹泻等前驱症状。O139型霍乱弧菌所致者,症状较严重,El Tor型所引起的,多少为轻型或无症状者。

(一)病程

分为三期:

1. 泻吐期

起病突然,多以剧烈腹泻开始,继以呕吐,无里急后重,多无腹痛,少数有腹部隐痛或腹部饱胀感,个别可有阵发性绞痛。每日大便数次至数十次,少数重型患者粪便从肛门直流而出,无法计数。排便后一般有腹部轻快感。大便性状初为稀便,即后为水样便,以黄水样或清水样为多见,少数为米泔样或洗肉水样(血性)。大便镜检无脓细胞。呕吐常发生在腹泻以后,呈喷射性及持续性,少有恶心。呕吐物初为食物残渣,继以水样,与大便性质相仿。一般无发热,少数可有低热。儿童发热较成人多见。此期可持续数小时至1~2 d。

2. 脱水虚脱期

由于频繁的泻吐使患者迅速出现失水和电解质紊乱,严重者出现循环衰竭,此期一般为数小时至2~3 d。

(1)一般表现:轻度脱水可见皮肤黏膜稍干燥,皮肤弹性略差。中度脱水可见皮肤弹性差,眼窝凹陷,血压下降及尿量减少。重度脱水者出现皮肤干皱,声音嘶哑,两颊深凹,舟状腹,神志淡漠或不清,患者极度无力,尿量减少。

(2)循环衰竭:见于中度或重度脱水。患者四肢厥冷,脉搏细速甚至消失,血压下降或不能测出。由于脑供血不足,脑缺氧而出现意识障碍,开始为烦躁不安,继而呆滞、嗜睡甚至昏迷。

(3)电解质平衡紊乱及代谢性酸中毒:由于碳酸氢根离子的大量丧失,产生代谢性酸中毒。尿少及循环衰竭又可使酸中毒加重。严重酸中毒时可出现神志不清,呼吸深长,血压下降。缺钠可引起肌肉痉挛(以腓肠肌及腹直肌最常见)、低血压、脉压小和脉搏微弱。缺钾可引起低钾综合征:表现为全身肌肉张力减低,甚至肌肉麻痹、肌腱反射消失、鼓肠、心动过速、心音减弱、心律不齐、心电图异常(Q-T时限延长,T波平坦或倒置,出现U波等),缺钾还可引起肾脏损害。

3. 反应期及恢复期

脱水纠正后,大多数患者症状消失,逐渐恢复正常。病程平均3~7 d,少数可长达10 d以上(多为老年患者或有严重合并症者)。部分患者出现发热性反应,以儿童为多,可能由于循环改善后大量肠毒素吸收所致,体温可升高至38~39 ℃,一般持续1~3 d后可自行消退。

(二)临床类型

根据失水程度、血压及尿量情况,可将霍乱分为轻、中、重三型(表2-1)。尚有一种罕见的暴发型或称中毒型,又称"干性霍乱"(cholera sicca),起病急骤,不待泻吐出现,即因循环衰竭而死亡。

表 2-1　霍乱的临床分型

症状体征	轻型	中型	重型
大便次数/日	<10	10~20	20以上
精神状态	正常	淡漠不安	极度烦躁,甚至昏迷
声音嘶哑	无	有	有
皮肤	正常或干、弹性略差	干、缺乏弹性	弹性消失
口唇	正常或稍干	干	明显干燥
眼窝、囟门	不陷或稍陷	明显下陷	深凹、眼闭不紧
指纹	不皱	皱瘪	干瘪
肌痉挛	无	有	严重
脉搏	正常	细速	微弱而速,甚至无脉
收缩压	儿童正常	<70 mmHg	<50 mmHg
	成人正常	90~70 mmHg	<70 mmHg
尿量/日	正常或略少	<400 mL	<50 mL或无尿
脱水程度	无或相当体重 5%以下(儿童), 2%~3%(成人)	相当体重 5%~10%(儿童), 4%~8%(成人)	相当体重 10%以上(儿童), 8%以上(成人)

(三)实验室检查

1. 血常规及生化检查

主要为血液浓缩引起的改变,红细胞及血红蛋白增高,白细胞可达 $10\times10^9/L$ 以上,中性粒细胞和单核细胞比例增高。失水期间血清钾、钠、氯正常或降低,HCO_3^- 下降(<15 mmol/L)。

2. 尿常规

可见少量蛋白,镜检有少许红、白细胞和管型。

3. 粪便检查

可见黏液和少量红、白细胞,无脓细胞。粪涂片染色可见革兰染色阴性的弧菌,动力试验及制动试验阳性。

4. 病原学检查

细菌培养可发现 El Tor 生物型或 O139 型霍乱弧菌。同时可用 PCR 法扩增 CTX 基因进行检测。血清免疫学检查主要用于流行病学的追溯诊断和粪便培养阴性可疑患者的诊断。

(四)诊断标准

1. 疑似病例

具有下列三项之一者:①凡有典型临床症状:如剧烈腹泻,水样便(黄水样、清水样、米泔样或血水样),并伴有呕吐,迅速出现脱水或严重脱水,循环衰竭及肌肉痉挛(特别是腓肠肌)的病例;②霍乱流行期间:与霍乱患者或带菌者有密切接触史,并发生泻吐症状者;③出现无痛性腹泻或伴有呕吐:且粪便或呕吐物霍乱弧菌快速辅助诊断检测试验阳性的病例。

2. 临床诊断病例

具有下列三项之一者均可视为临床诊断病例:①疑似病例的日常生活用品或家居环境中检出 O1 群或 O139 群霍乱弧菌者;②疑似病例的粪便、呕吐物或肛拭子标本霍乱弧菌毒素基因 PCR 检测阳性者;③在一起确认的霍乱暴发疫情中,具有直接暴露史且在同一潜伏期内出现无痛性腹泻或伴呕吐症状者。

3. 实验室确诊病例

①凡有腹泻症状,粪便、呕吐物或肛拭子样品培养 O1 群和(或)O139 群霍乱弧菌阳性者;②在疫源检索中,粪便或肛拭子样品检出 O1 群和(或)O139 群霍乱弧菌前后各 6 d 内有腹泻症状者。

4. 带菌者

指无腹泻或呕吐等临床症状,但粪便中检出 O1 群和(或)O139 群霍乱弧菌。

(五)误诊概况

近年来我国报告的霍乱多为小范围的暴发流行及散发,多数暴发为卫生条件差的聚餐风俗引起。尽管发病数较低,但由于该病传播快、波及范围广、易引起流行、暴发流行、大流行、危害人民健康,影响生活、生产、旅游、外贸、交通运输,甚至社会安定,因此必须引起足够的重视。

由于发病数较少,许多医生特别是基层卫生院的医务人员对该病的认识不够,警惕性不高,许多医学毕业生也没有见过典型病例。同时,部分检验师对霍乱弧菌的动力试验及制动试验的操作不熟练,许多基层医院没有相应的检验试剂,部分卫生院甚至没有显微镜,从而无法做出病原学诊断。而患者首诊的医院往往是这些医疗条件差的基层社区医院,医生往往将这类腹泻患者诊断为急性胃肠炎,因此常常造成误诊和漏诊。部分标本因采集过程中被尿液等污染、送检时间过长也也造成假阴性。

典型霍乱患者由于具备无痛性剧烈泻吐、米泔样大便等特征,临床上不易误诊。但临床上 75% 以上的感染者症状不典型,尤其是在当地发生的首例或第一批霍乱患者易误诊。个别患者感染其他肠道细菌的同时可合并霍乱弧菌的感染,极易漏诊。

非典型病例的特征如下:①症状不明显;②黄水样便,糊状或蛋花状大便,5 次/d 左右;③一般不伴呕吐;④无明显脱水表现;⑤常 3～5 d 恢复;⑥诊断依据细菌学检查,即大便动力和制动试验、大便培养。

因此,这类患者及时就诊的少,临床上极易误诊和漏诊,不易被发现,但目前尚无霍乱误诊率的准确报道。

(六)鉴别诊断

霍乱在临床上有几种情况须注意与其他病因的腹泻性疾病相鉴别:①在当地发生的首例或第一批霍乱患者时;②轻型霍乱患者可能被误诊为其他腹泻性疾病时;③离开霍乱疫区不足 7 d 而有腹泻的患者时。此外,在霍乱流行区或高发季节,其他非霍乱性腹泻易误诊为霍乱。

1. 金黄色葡萄球菌食物中毒

本病由该菌的肠毒素引起,特点是先吐后泻,以吐为主。起病时先有流涎、恶心,不久即出现频繁的呕吐,呕吐物常有黏液、胆汁或血液。腹泻虽为水样,但量较少,且多有恶臭,同时或先有腹上区不适,腹上、中部阵发性腹痛等。往往伴有进食不洁食物史。

2. 沙门菌胃肠炎

本病以腹泻为主,部分患者表现为霍乱样腹泻,但腹泻时往往有部位不定的中度腹痛与腹部压痛,水样泻出物可伴恶臭。呕吐出现早,但较轻,且常有恶心,加之病程短,很少发生肌痉挛的表现,多有明显发热。从某种可疑食物与患者粪便中培养出同一病原菌,如肠炎沙门菌、鼠伤寒沙门菌或猪霍乱沙门菌等,则有确诊价值。

3.副溶血性弧菌食物中毒或胃肠炎

本病先有腹痛、畏寒发热,后有呕吐与腹泻,且腹痛以腹上、中部阵发性绞痛为特点。泻出物可为血水样或有脓血样。如病前有食用海产品史,或多名食用者陆续发病,则有助于本病的诊断。取可疑食物及患者粪便培养,如生长副溶血性弧菌即可确定诊断。

4.肠产毒素性大肠杆菌肠炎

本病以显著的腹泻和相对较轻的呕吐,不出现米泔水样泻出物和呕吐物为特点。也很少发生肌痉挛现象。起病时多有中度发热,也可有腹痛,腹部有下坠感,或里急后重。本病常见于婴幼儿,还可在成年旅游者中发病。确诊不仅需在粪便中培养出大肠杆菌,并需鉴定其血清型别,和测定有不耐热的与耐热的肠毒素。

5.小肠、结肠炎耶尔森菌胃肠炎

本病以腹泻、腹痛与发热为主要表现,但很少出现呕吐。儿童患者的腹泻以水样稀便为主。最终应利用肠道细菌选择性培养基或耶尔森菌选择性培养基,分离出小肠、结肠炎耶尔森菌以确定诊断。

6.病毒性胃肠炎

本病可由多种病毒引起,以呕吐、腹泻为主要症状,有时不易与霍乱鉴别。不同之处是:在吐泻的同时往往有恶心、腹痛,或有发热、上呼吸道症状,加之泻出物除呈水样外,常有黄绿色稀便或糊状便,夹杂着酸臭味,且多见于秋、冬季。

7.胰原性霍乱

本病以大量水样便(3～10 L/d)伴低钾血症为主要表现,貌似霍乱而需鉴别。但本病无呕吐,有时伴颜面潮红与手足抽搐,但无腹直肌、腓肠肌痉挛,往往有多次发作史,多见于中、老年(尤其是女性)。血浆血管活性肠肽(VIP)及前列腺素 E_2(PGE$_2$)明显升高有确诊价值。

霍乱与其他主要腹泻性疾病的鉴别,见表 2-2。

表 2-2 霍乱与常见腹泻性疾病的鉴别诊断

病名	发病机制	主要症状	大便培养	大便常规	其他
霍乱	肠毒素介导性腹泻,肠黏膜组织正常	起病急、水样或米泔样便、先泻后吐,少有腹痛和发热	O1 群、O139 群霍乱弧菌	基本正常,无炎症细胞	流行病学分析可帮助鉴别诊断
急性胃肠炎	肠毒素性、部分侵袭肠黏膜	先吐后泻、水样或脓血便、发热	嗜盐菌、金黄色葡萄球菌、变形杆菌、非O1 或 O139 群弧菌	少有炎症细胞	有使用不洁食物史、同餐或集体发病
细菌性痢疾	侵袭肠黏膜引起炎症溃疡	发热、黏液或脓血便、便量少、有腹痛及里急后重	痢疾杆菌	有大量的脓细胞、红细胞	
ETEC 性肠炎	肠毒素性	发热、恶心呕吐、腹部绞痛,黄水或清水样变,次数多	肠产毒性大肠杆菌	基本正常	
EPEC 性肠炎	侵袭肠黏膜	症状较轻、大便呈水样或蛋花汤样	肠致病性大肠杆菌	有炎症细胞	
EIEC 性肠炎	侵袭肠黏膜	痢疾样症状、发热、头痛、乏力、肌痛等	肠侵袭性大肠杆菌	有炎症细胞、红细胞	
鼠伤寒沙门菌感染	肠毒素性	婴儿多见、发热或败血症、稀水或脓血便、次数多	鼠伤寒沙门菌	有炎症细胞、红细胞	新生儿发病尤为严重,有时引起院内交叉感染

(续表)

病名	发病机制	主要症状	大便培养	大便常规	其他
空肠弯曲菌肠炎	侵袭空肠结肠少有肠毒素性	发热、头痛、乏力、大便水样、黏液、胆汁样或血性	空肠弯曲菌	有炎症细胞、红细胞	
轮状病毒性腹泻	毒素性	秋冬季、婴幼儿多见、稀便或黄水样、无腹痛	人轮状病毒	基本正常	可呈流行性,部分伴有上感症状,常为自限性

(七)并发症

1.急性肾衰竭

由于休克得不到及时纠正和低血容量引起,表现为尿量减少和氮质血症,严重者出现尿闭,可因尿毒症而死亡。

2.急性肺水肿

代谢性酸中毒可导致肺循环高压,后者又因补充大量不含碱的盐水而加重。

3.其他

低钾综合征、心律失常及流产等。

四、治疗

本病的治疗关键是严格隔离、及时补液、辅以抗菌治疗以及对症治疗。

(一)隔离

要求就近严密隔离治疗,不允许长距离运送或转院,以免延误治疗和使疫情扩散。诊疗用具专用,隔离病房门口放置消毒垫。确诊及疑诊病例应分别隔离,彻底消毒排泄物。患者临床症状消失 6 d,隔日粪培养 1 次,连续 3 次阴性可解除隔离;无细菌培养条件,隔离至症状消失后 15 d;陪护者与患者同时采便,2 次阴性与患者同时出院。

(二)补液

霍乱最重要的治疗措施是及时足量的补液以纠正失水、酸中毒与电解质平衡失调,使心肾功能改善。根据脱水程度的不同,可采取口服补液及静脉补液,补液程序参见图 2-3。

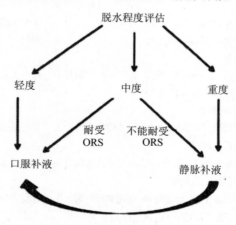

图 2-3　霍乱患者的补液模式图

1. 口服补液

口服补液疗法在霍乱的治疗中起着不可替代的作用,其适应对象是轻度和中度的霍乱患者以及经静脉补液纠正休克而情况改善的重症霍乱患者。研究显示,80%的患者可通过口服补液治疗得到治愈。世界卫生组织倡导使用口服补液盐(ORS)治疗霍乱,其效果已得到普遍的肯定。

2. 静脉补液

由于补充液体和电解质是治疗本病的关键环节,因此对于口服补液有困难的患者静脉输液的剂量和速度尤为重要,应视病情轻重、脱水程度、血压、脉搏、尿量以及血浆比重等而定。药液种类的选择,应以维持人体正常电解质与酸碱平衡为目的(表 2-3)。根据大便电解质的浓度,K^+ 和 HCO_3^- 的丢失较多,故静脉输液以 541 溶液为佳,使用时每 1000 mL 中另加 50% 葡萄糖 20 mL,以防低血糖。为基层单位应用方便起见,可按 0.9% 氯化钠 550 mL、1.4% 碳酸氢钠 300 mL、10% 氯化钾 10 mL 加 10% 葡萄糖 140 mL 配制。在治疗中应严密观察病情变化,灵活掌握输液量、输液速度及电解质浓度。

表 2-3　霍乱患者大便及常用补液药物的电解质及糖含量

	电解质及葡萄糖的含量(mmol/L)				
	Na^+	Cl^-	K^+	HCO_3^-	葡萄糖
正常血清	136~148	98~106	3.5~5.5	98~106	3.9~6.1
霍乱患者的大便					
成人	130	100	20	44	
儿童	100	90	33	30	
静脉用液体					
541 溶液	134	99	13	48	
乳酸林格液	130	109	4	28 *	0
生理盐水	154	154	0	0	0
低张 WHO ORS	75	65	20	10 †	75

注:* 乳酸林格液不含 HCO_3^-,而用乳酸代替;†:ORS 中用保存时间更长的枸橼酸三钠代替碳酸氢钠

(1)轻型:轻度脱水口服补液有困难的可静脉补液治疗,总计 3000~4000 mL/d。最初 2 h,成人 5~10 mL/h,小儿(20 kg 以下)3~5 mL/h。以后补充继续损失量和每天生理需要量(成人每天 2000 mL)。

(2)中型:24 h 需输入 4000~8000 mL。最初 2 h 内快速静脉输入含糖 541 溶液 3000~4000 mL。待血压、脉搏恢复正常后,即可减慢输液速度为每分钟 5~10 mL,并继续用 541 溶液。原则上应于入院 8~12 h 补进入院前累计损失量及入院后的继续损失量和每天生理需要量(成人每天 2000 mL),以后即按排出多少补充多少的原则,给予口服补液。

(3)重型:24 h 内输液总量为 8000~12000 mL 或更多。先给予含糖 541 溶液,由静脉推注 1000~2000 mL,按每分钟 40~80 mL 甚至 100 mL 速度进行,需时 20~30 min,以后按每分钟 20~30 mL 的速度通过两条静脉输液管快速滴注 2500~3500 mL 或更多,直至休克纠正为止。以后相应减慢速度,补足入院前后累计丢失量后即按每天生理需要量加上排出量的原则补液,若呕吐停止则可口服补液。

(4)补钾与纠酸:只要腹泻仍存在即应补钾,故对严重腹泻脱水引起休克、少尿的患者也应早期应用含钾不甚高的 541 溶液。快速补液时如每小时超过 2000 mL 则应密切注意心脏变化,如酸中毒严重则应酌情另加碳酸氢钠纠正之。

(5)血管活性药物及激素的应用：一般不需应用。仅用于中毒性休克患者或重型患者经输液疗法，估计液体已补足，但血压仍低或测不出，可加用血管活性药物如654-2、多巴胺及异丙基肾上腺素。

(三)抗菌治疗

抗生素治疗能降低患者的泻吐量及持续时间，推荐给予中、重度脱水者抗生素治疗。常用抗生素的选择及用法见表2-4。

表2-4　霍乱患者抗生素选择方案

	儿童剂量	成人剂量	备注
四环素类			
四环素	12.5 mg/(kg·次)，4 次/d，疗程 3 d	500 mg/次，4 次/d，疗程 3 d	霍乱弧菌对所有的四环素类抗生素的耐药常见。经验性治疗最适用于已证实为敏感菌株的治疗。因易导致恒牙不可逆的变色，不推荐用于孕妇及 8 岁以下小儿
多西环素	4～6 mg/kg，单剂	300 mg，单剂	同上
喹诺酮类			
环丙沙星	15 mg/(kg·次)，2 次/d，疗程 3 d	500 mg/次，2 次/d，疗程 3 d	对高度敏感的菌株，环丙沙星单剂治疗效果优于红霉素及多西环素。但在地方性流行区喹诺酮类药物的耐药性越来越普遍，且与治疗失败有关
大环类酯类			
红霉素	12.5 mg/(kg·次)，4 次/d，疗程 3 d	500 mg/次，4 次/d，疗程 3 d	有对大环类酯类抗生素耐药的报道
阿奇霉素	20 mg/kg，单剂	1 g，单剂	对儿童患者单剂阿奇霉素治疗是最佳的治疗方案。在对喹诺酮类耐药性越来越高的地区，疗效优于单剂环丙沙星

(四)对症治疗

1. 纠正酸中毒

重型患者在输注 541 溶液的基础上根据 CO_2 结合力情况，应用 5% 碳酸氢钠酌情纠正酸中毒。

2. 防治急性肾衰竭

及时正确的输液，迅速纠正休克是预防急性肾衰竭的关键。如有严重高血容量综合征表现如全身水肿及肺水肿，血钾高过 6.5 mmol/L 或心电图有高钾表现，严重酸中毒，二氧化碳结合力＜15 mmol/L，且用碱性药物不能纠正，早期应用血液透析，效果较好。

3. 治疗急性肺水肿及心力衰竭

暂停输液或减慢输液速度，绝对卧床休息，半卧位，必要时给予镇静剂如吗啡 5～10 mg肌内注射，或安定(苯二氮䓬)5 mg 或 10 mg 肌内注射。可予以含酒精的氧吸入。必要时速尿 20～40 mg 静脉注射，西地兰 0.4 mg 缓慢静脉注射强心，必要时 2～4 h 后再注射 0.2～0.4 mg。必要时应用血管扩张剂，可用地塞米松 5～10 mg 缓慢静脉注射。

4. 纠正低钾综合征

中、重型患者按前述输液原则治疗，一般能预防低钾综合征的产生，如仍发生应酌情继续补钾。症状较轻且能口服者，可每日给予氯化钾或枸橼酸钾 4～6 g。如有肌肉麻痹、呼吸困难、神志不清、心音低钝、心律不齐、血压降低、鼓肠及反射消失等严重缺钾表现时，可每日静脉滴注氯化钾 6～12 g,常用浓度为 2～4 g/L。

五、预防

自 19 世纪霍乱大流行以来,人们认识到提供安全的水源及良好的卫生设施举足轻重,这也是联合国千年发展目标之一,但到目前为止仍有 10 亿人无法获得安全的饮用水,面临霍乱的威胁,实现这一目标可能还需要几十年的努力。

霍乱暴发时当务之急是病例的发现、以补液为主的治疗,提供安全的饮用水及搞好环境卫生。

(一)控制传染源

包括:①健全疫情报告制度,及早发现患者;②加强卫生检疫;③发现患者及带菌者,按规定进行隔离治疗;④对密切接触者同时进行隔离。

(二)切断传播途径

大力开展三管(管水、管粪、管饮食)、一灭(灭蝇)为中心的群众性卫生运动,以切断传播途径。

(三)提高人群免疫水平

尽管目前已有安全有效的霍乱疫苗供应,但由于思维习惯、经济及历史的原因,只有越南将疫苗接种列为霍乱防治的一部分。目前正在考虑在海地及其他一些地区推广霍乱疫苗接种。目前 WHO 提供了两种疫苗可供使用,Dukoral®(WC-rBS,Crucell,Sweden)每剂含有灭活的多种生物型及血清型 O1 群霍乱弧菌与 1mg 霍乱肠毒素 B 亚单位,Shanchol®(Shan-tha Biotechnics-Sanofi Pasteur,India)每剂含有灭活的多种生物型及血清型的 O1 群霍乱弧菌及 O139 型霍乱弧菌,无霍乱肠毒素 B 亚单位。mORCVAX®(VaBiotech,Vietnam)也基于霍乱血清型 O1 和 O139 研制,但只在越南国内有售。详见表 2-5。

表 2-5　国际上可获得的霍乱疫苗及接种方法

	接种次数	接种间隔	剂量	加强免疫	保护力	备注
Dukoral®						
2～5 岁儿童	3	14 d(允许7～42 d)	3 mL 疫苗及 75 mL 缓冲液	每 6 个月	6 个月内有 60%～85%的保护力,24～36 月后恢复到基线水平	获得 WHO 认证,在许多国家获得批准,HIV 感染者可以安全给药,对肠产毒性大肠杆菌分泌的不耐热毒素导致的腹泻有短期的保护力
≥6 岁	2	14 d(允许7～42 d)	3 mL 疫苗及 150 mL 缓冲液	每 2 年	与 2～5 岁儿童相同	与 2～5 岁儿童相同
Shanchol®						
≥1 岁	2	14 d(窗口期可能与 Dukoral® 相同)	1.5 mL	每 2 年	在 24～36 个月内有 60%～70%的保护力	获得 WHO 认证,价格比 Dukoral®便宜,免疫时不需缓冲液,多地现场试验有效

第三章 食管疾病

第一节 食管炎

一、腐蚀性食管炎

腐蚀性食管炎为摄入化学腐蚀物而引起的食管损伤,早期发生管壁组织水肿、溃疡、坏死甚至穿孔,晚期可形成管腔狭窄。致病的化学腐蚀剂品种繁多,一般可分为碱和酸两大类。腐蚀性食管炎多为意外事故,且常发生于3岁以下小儿,各种化学腐蚀剂易被小儿误服。在成人多为企图自杀,往往吞服强酸或强碱等化学腐蚀剂而造成食管严重损伤而引起,用盛饮料或酒类的容器存放强酸、碱而不慎被误服的病例也屡见不鲜。另外,临床药物所引起的食管炎也越来越受到关注。常见的引起腐蚀性食管炎的药物有四环素及其衍生物、抗胆碱能药、氯化钾、奎尼丁、阿司匹林及 NSAID 等,其发病机制各异。四环素及其衍生物的水溶液可直接损伤黏膜;氯化钾具有高渗性,可使与之接触的黏膜脱水;抗胆碱能药可加重胃食管的反流,阿司匹林和 NSAID 破坏黏膜屏障及内源性黏膜保护机制。

腐蚀性食管炎的严重程度与腐蚀剂的种类、浓度和数量等密切相关。强碱能与脂肪起皂化作用并使蛋白质溶解,引起黏膜肿胀、坏死和溃疡,导致食管壁深层甚至食管周围组织和器官的损害。强酸引起食管黏膜的凝固性坏死,即刻在黏膜浅表发生凝固坏死并形成焦痂,限制了病损向深层进展,故不易损害食管壁的深层,但较易引起胃、十二指肠的损害。另外,化学腐蚀剂与食管壁接触的时间及患者的年龄、食管的功能状态也影响着病变的程度。

(一)临床表现

服入化学腐蚀物后会立即出现口腔、咽喉及胸骨后、上腹剧烈烧灼痛,可伴吞咽疼痛、吞咽困难、流涎、恶心及呕吐等,如发生剧烈胸痛、皮下气肿、感染症状或休克,提示食管穿孔;出现上腹痛、呕血表明胃可能被涉及;剧烈腹痛可能因胃穿孔所致。损伤呼吸道者可有呼吸困难、咳嗽。严重者还可有高热、大量呕血、休克和昏迷等表现。生存者1周后临床症状可渐缓解。起病后4~6周,因食管瘢痕形成而致吞咽困难常持续或更趋明显,也有部分患者延迟至数月后才出现吞咽困难。

急性期口咽部黏膜损伤的体征,可因吞服的腐蚀剂不同而有差别,如吞服硫酸可见黑色痂,硝酸为黄色痂,盐酸为灰棕色痂,醋酸呈白色痂,强碱造成黏膜明显水肿,呈红或棕色并有溃疡。但口腔的烧伤程度与食管损失程度不一定平行。药物引起的食管炎也可有急性症状,如胃灼热、吞咽困难和吞咽痛等。停药或换用剂型,经一般处理后症状可在1周内缓解。少数患者发生呕血、黑粪。

(二)实验室检查

当腐蚀性食管炎合并食管穿孔、出血或呼吸道感染时可见血白细胞计数升高,血红蛋白降低。

(三)辅助检查

1. 放射学检查

X射线检查应在急性炎症消退后,能吞服流食后方可行食管造影检查,急性期不宜做X射线钡剂检查,此时食管壁水肿、痉挛,难以判断结果。如有食管瘘或穿孔,造影剂可流入呼吸道,必要时采用碘油造影。如怀疑食管穿孔,应摄立位X射线胸、腹片。依据病变发展的不同阶段及损伤程度不同,X射线检查可分为三度。

(1)轻度:早期为食管下段继发性痉挛,黏膜纹理尚正常,也可轻度增粗、扭曲、后期瘢痕及狭窄不明显。

(2)中度:食管受累长度增加,继发性痉挛显著,黏膜纹理不规则呈锯齿状或串珠状。

(3)重症:管腔明显缩小,甚至呈鼠尾状。CT扫描对估计灼伤程度及深度的价值尚待评价。

2. 内镜检查

内镜检查是评估食管壁损伤范围及严重程度的最准确、可靠的方法,除休克或穿孔者外,应争取在发病后24 h内应尽早施行,以判断病变范围,防止因狭窄而形成梗阻。但是操作需倍加小心。应注意下列事项:①临床表现提示已经发生或可能发生穿孔者应禁忌检查;②检查过程中应尽量少注气;③在条件许可下,力争检查到十二指肠;④如黏膜有明显黑色、棕色和灰色溃疡,且视野不清时,避免勉强通过;⑤尽量避免翻转镜身;⑥检查过程中保证气道通畅。

根据内镜所见,可对腐蚀性食管炎的严重程度进行分级。

(1)0级:黏膜外观正常。

(2)1级:黏膜充血,血管扩张,上皮脱落,轻度水肿,可形成小溃疡。

(3)2a级:黏膜发白,脆性增加,出血、糜烂、渗出及水疱,可见浅表溃疡形成。

(4)2b级:2a所见伴散在或环壁深溃疡。

(5)3级:外观呈棕黑色或灰色,多发性深溃疡和坏死组织。

0级、1级和2a级黏膜可完全无痂愈合,炎症消散后不留任何后遗症。2b级和3级的患者中,3/4因管壁很快形成肉芽组织、纤维细胞浸润、新生血管生成,在3周内即可有胶原纤维形成,收缩后引起食管狭窄。6周内重新生成上皮,长出致密纤维膜,导致管腔进一步狭窄,甚至完全阻塞或形成瘘管。3级损伤常为穿壁性,内镜下难以估计其深度,管壁发黑提示组织坏疽、即将穿孔,患者有死亡的危险,这些重度患者应该在6周时复查内镜。以后则根据需要,继续定期复查,直至病变完全愈合或证实狭窄已形成为止。

药物所致食管炎在内镜下偶见特征性的不连续的黏膜溃疡,有时位于相对的管壁上,形成"对吻"溃疡,以食管生理狭窄处最为好发。

由于食管癌的发病率比正常食管要高,尤其是强碱所致而形成的食管狭窄,内镜定期的复查很有必要,并能定期扩张狭窄的食管。

(四)诊断及鉴别诊断

腐蚀性食管炎一般根据其病史、症状及体征不难诊断,且常与腐蚀性胃炎并存。但在临床中应注意是否合并有食管的其他病变。对于中老年男性患者而言,还需要注意与食管癌的鉴别,食管癌以吞咽困难、消瘦等为主要表现,病情呈进行性加重,X射线及胃镜结合活组织检查可明确诊断。

(五)治疗

1. 早期处理

立即终止与致病物质接触,停用可疑药物,并促进已吸收的毒物排出。根据毒物的性质,可考虑选择应用相应的解毒药,如强酸中毒时可采用弱碱、肥皂水、氢氧化铝凝胶、蛋清及牛奶等中和。强碱可用弱酸中和,常用于稀醋、果汁等。但也有研究结果表明,采用中和疗法其疗效并不可靠,因为腐蚀性食管炎常发生于食管壁与强酸、强碱接触的瞬间,使用中和或解毒药多已为时过晚。

除以上治疗外,补充血容量、预防感染及其他支持疗法亦很必要。另外,要注意避免洗胃或催吐,以防已进入胃内的化学腐蚀物再次与食管、气管接触而加重损伤。抗酸药、H_2 受体阻滞药、硫糖铝及质子泵抑制剂等可能有助于控制化学品引起的食管炎,但确切效果有待进一步的研究证实。亦有学者主张在急性期置入鼻胃管,既可以给予鼻饲营养支持,并为日后的扩张食管起到引导作用。

2. 晚期食管狭窄的治疗

多采用探条扩张,其目的是防治食管腔狭窄,一般在 4～6 周进行扩张。亦可采用激光、微波等方法。如若上述治疗仍不满意,则应行外科手术治疗,行食管切除和食管胃吻合,或用结肠代食管以恢复消化道的功能。

(六)并发症

吞服腐蚀物质后的并发症可以分为局部和全身两类。

1. 全身并发症

服毒量较多,则有全身中毒现象,重者在数小时内或 1～2 d 内死亡。

2. 局部并发症

(1)出血:在服毒后数天内可出现少量呕血,但大量出血则多为坏死组织脱落所致,常出现于 1～2 周内,严重者可导致死亡。

(2)食管穿孔:一般碱性腐蚀物较酸性者更易发生食管穿孔,多在食管下端破裂至左侧胸腔,有时穿至气管,形成气管食管瘘。

(3)腐蚀性胃炎、胃穿孔和腹膜炎:以酸性腐蚀物者为多见,可呈急腹症表现,病情危重。

(4)呼吸系统并发症:喉水肿、吸入性肺炎和肺脓肿等可以并发于腐蚀性食管炎急性期和瘢痕狭窄时期,尤易发于儿童患者。

(5)食管瘢痕狭窄:常为难以避免的晚期并发症,胃瘢痕狭窄也常并发于吞咽酸性腐蚀物的患者中。

(七)预后

轻度腐蚀性食管炎损伤的患者可无并发症。重度患者易出现食管穿孔、出血、气管食管瘘等急性并发症,病死率高。2b 或 3 级腐蚀性食管炎患者 70% 以上可发生食管狭窄。碱类腐蚀损伤所致食管狭窄患者发生食管鳞癌的危险性是对照人群的 1000 倍,所以先前有腐蚀性食管炎病史的患者其症状发生变化时,应该注意合并食管癌的可能。

二、真菌性食管炎

真菌性食管炎,即真菌侵入食管黏膜造成的食管感染。病原菌以念珠菌最为多见,其中最常见的是白色念珠菌,其次是热带念珠菌和克鲁斯念珠菌。其他少见的有放线菌、毛霉菌、组织胞浆菌、曲霉菌、隐球菌、芽生菌及一些植物真菌等，这些菌是从外环境中获得的，而不是内生菌丛，其所引起的原发性食管感染仅见于严重免疫低下的患者。主要症状为咽痛、吞咽痛和咽下困难。其症状的轻重与炎症发生的缓急和程度有关。可有厌食、呕血甚至出血。婴儿常伴发口腔鹅口疮，成年念珠菌性食管炎可以在没有念珠菌性口腔炎的情况下发生。

（一）流行病学

真菌在自然界中广泛分布，在已经发现的几千种真菌中可对人类致病的不到100种，而感染食管者只占其中极少数。

真菌作为条件致病菌常存在于人体皮肤、黏膜。35％～50％正常人及70％住院患者口咽部可培养出白色念珠菌，当机体抵抗力减弱或正常机体微生物丛间的拮抗作用失衡时便乘虚侵犯多系统引起深部真菌感染。

食管是较常侵犯的器官，自1956年Amdren报道以来国内外文献均有不少报道，近年来由于抗生素、激素、免疫抑制药和抗肿瘤药物的广泛应用及器官移植和慢性衰竭患者日益增多，同时也由于内镜检查的应用诊断水平的提高，因此，食管真菌感染屡有报道，尤其是艾滋病、食管癌合并真菌性食管炎颇为常见，但本病的发病率尚不明了，因为许多感染而无症状的患者未做内镜检查。有症状的真菌性食管炎发病率在艾滋病、白血病、淋巴瘤（特别是化疗后）及一些先天性免疫缺陷综合征的患者中是很高的（艾滋病占50％），而在一般的以胃肠病为主诉就诊患者中发病率低于5％。

在器官移植的患者中有症状的真菌性食管炎发病率相对较低，这可能是由于这些患者进行免疫抑制治疗的同时又采取了有效的措施预防真菌感染，比如念珠菌性食管炎发病率在肾移植患者中为2.2％，心脏移植为0，骨髓移植为10.9％。发病的主要原因为念珠菌存在于正常人体的皮肤和黏膜，当机体全身和局部抵抗力降低或大量使用广谱抗生素，使其他微生物的生长受到抑制时，念珠菌便会大量生长而致病。

因此，念珠菌食管炎多见于：①肿瘤患者，尤其是晚期肿瘤，并接受放射治疗或抗肿瘤药物治疗者；②长期接受抗生素或类固醇激素治疗者；③某些慢性病，如糖尿病或再生障碍性贫血患者；④反流性食管炎，食管黏膜有明显糜烂或溃疡者；⑤艾滋病或艾滋病病毒携带者等免疫缺陷性疾病患者。

（二）病因和发病机制

真菌是常存于人体皮肤、黏膜的条件致病菌，是否造成感染与其侵袭力和机体防御力有关。免疫功能低下或缺陷状态、激素或免疫抑制药治疗、长期使用广谱抗生素、慢性衰竭、糖尿病及一些内分泌疾病、肿瘤等均可增加机体对真菌的易感性，致真菌过度生长并侵犯食管等器官引起感染。食管梗阻或运动功能减弱及年老亦可能与真菌性食管炎的发病有关。真菌性食管炎的病原菌以白色念珠菌最为常见，多来自口腔。此病确切发病率尚不明确，Kodsi等发现其内镜检出率为7％。有报道食管癌旁增生上皮中真菌侵犯率高达50％，而真菌性食管炎患者食管癌发病率（17.3％）亦较正常人明显增高。

（三）临床表现

真菌性食管炎临床表现轻重差别很大，与发病缓急及炎症范围有关。常见症状为吞咽疼痛，吞咽不畅感或吞咽困难及胸骨后疼痛或烧灼感，多呈慢性发作，也可呈急性发作或亚急性表现。较少见症状有厌食、恶心、呕吐、出血或高热，严重者甚至可出现穿孔或播散性念珠菌病等，病程较长者可出现营养不良。轻者可无任何症状。真菌性食管炎可伴口腔念珠菌病

（即鹅口疮，婴儿多见），口腔及咽部见白色或黄色斑片附着，但是并不完全一致。

（四）并发症

并发症有食管狭窄、真菌团引起梗阻、上消化道出血、食管穿孔、食管-气管瘘、真菌扩散及继发性细菌感染所致的败血症。

（五）辅助检查

真菌性食管炎的诊断常需根据病史、临床症状及辅助检查综合得出。主要诊断措施有以下五个方面。

1.血常规

血常规可发现中性粒细胞减少。

2.血清学试验

测定已感染患者血清凝集滴度有 2/3 患者高于 1∶160；用放免法和酶联法检测血清中甘露聚糖抗原（念珠菌细胞壁上的多糖）；用琼脂凝胶扩散和反向免疫电泳检测念珠菌抗体；在已感染者血清中抗原及其抗体滴度有 1/3 迅速升高。

3.X 射线检查

食管 X 射线钡剂造影较常用，可见食管运动紊乱、黏膜弥漫性不规则、毛糙或溃疡，因征象多种多样，无明显特异性，诊断价值相对较低。

4.内镜

内镜检查是目前唯一具有确诊价值的方法，敏感性和特异性均高。内镜下典型征象为食管黏膜弥漫性充血水肿，表面有散在的白色或黄色厚伪膜附着，不易剥脱，大小及程度不等，其下黏膜糜烂、质脆及易出血。严重者黏膜见大片豆腐渣样污秽斑块、广泛出血、变脆、糜烂溃疡或息肉样增生，完全剥脱则呈光滑、灰色及质脆，偶见真菌性肉芽肿。

Kodsi 等把内镜下真菌性食管炎表现分为四级，1 级：少数隆起白斑，直径小于 2 mm，伴充血，无水肿或溃疡；2 级：多个隆起白斑，直径大于 2 mm，伴充血，无水肿或溃疡；3 级：融合的线状或结节样隆起斑块，伴充血和溃疡；4 级：3 级表现加黏膜易脆，有时伴有管腔狭窄。

内镜下见食管黏膜附着白色斑块还可能是反流性食管炎、疱疹性食管炎、细菌性食管炎或服用硫糖铝等药物所致，需注意鉴别。真菌性食管炎的白斑附着以食管中下段较严重，但较少累及齿状线，此表现不同于反流性或其他原因所致食管炎，但若真菌性食管炎与其他食管病变合并存在时，内镜下表现可能不典型。诊断时还应该注意除外与真菌性食管炎合并存在的恶性肿瘤。

5.病原菌检查

多需在内镜下取材进行。真菌性食管炎确诊需内镜下刷检涂片见有真菌菌丝和芽孢，或活检组织病理学检查见组织有菌丝侵入。刷检阳性率显著高于活检，在溃疡底部取活检，用乌洛托品银染法查菌丝阳性率较高。内镜检查时，进行真菌培养主要用于鉴定致病菌株及药敏试验以指导治疗，培养阳性不能单独作为确诊依据。另外，血清凝集素试验大于 1∶160 对确定念珠菌是否为侵入性感染有一定诊断价值。

（六）诊断与鉴别诊断

诊断主要依靠内镜检查，结合真菌检查。有上述严重的原发病、长期接受抗生素或类固醇激素治疗者及免疫缺陷患者，出现不同程度的吞咽疼痛和吞咽困难等症状，应及早行内镜检查。本病须与下列疾病相鉴别。

1. 食管静脉曲张

本病大多有肝脏病史,查体可见门脉高压体征,如脾大、腹水及腹壁静脉曲张等。无吞咽疼痛,也极少发生吞咽困难。胃镜可见食管黏膜呈灰蓝色串珠状、蚯蚓状或团块状曲张静脉。

2. 食管癌

本病多发于中老年人。临床主要表现有进行性吞咽困难、消瘦及贫血等。通过纤维胃镜检查及病理活检可确诊,可合并真菌性食管炎。

3. 其他类型食管炎

真菌性食管炎还需与化脓性食管炎、疱疹性食管和食管结核相鉴别。

多数食管结核患者年龄轻,造影所见食管扩张性好,即使有狭窄通过亦较顺利,纤维内镜下食管黏膜本身为炎症浸润和溃疡,活检病理可发现干酪样肉芽肿,抗酸染色可找到抗酸杆菌。

(七)治疗

抗真菌药物治疗是真菌性食管炎治疗的核心。目前临床上使用的抗真菌药物主要有氟康唑、酮康唑、制霉菌素、两性霉素 B 及伊曲康唑等,国内仍以制霉菌素应用最广。治疗期间应密切注意药物不良反应,特别是肝功损害。

氟康唑疗效最好,不良反应较少。还有氟胞嘧啶(5-氟胞嘧啶)和咪唑衍生物如克霉唑也可治疗念珠菌感染。前者脱氨后渗入 RNA,破坏菌体蛋白质合成,肠道吸收,不良反应小。后者使真菌细胞质溶解,抑制其生长。

常规治疗,一般持续 10 d,若症状未完全消失尚可延长,通常治疗后症状可迅速改善,X 射线及内镜下改变 1 周左右即可完全恢复,不留后遗症。

如有全身性真菌感染,可选用两性霉素 B 静注,其不良反应大,小心慎用,注意毒性反应。在治疗上应积极设法消除诱因,特别是合理应用抗生素和糖皮质激素。

白色念珠菌以外的其他真菌感染或伴长期发热者应使用或加用两性霉素 B 静脉给药。另外,尽可能去除易感因素、消除诱因也很重要,如纠正营养不良、停用或改用部分药物以减少医源性因素、增强免疫力等,有助于增加疗效、防止感染扩散和复发。

真菌性食管炎后期并发食管狭窄者可试行内镜下扩张治疗,扩张无效或不宜扩张及狭窄范围广泛者需手术治疗。

(八)预防及预后

正规抗真菌治疗常可取得良好效果,但对抗生素治疗原发感染的同时继发真菌感染,临床较难处理,治疗效果也通常不佳。故应合理地应用抗生素和类固醇激素治疗。因真菌感染所致的食管严重狭窄,外科处理时需慎重考虑。

食管真菌的医源性感染在临床上并不罕见,广谱抗生素、H_2 受体拮抗药及质子泵抑制药均可破坏人体正常菌群间的生物平衡,导致真菌的过度增生及上皮感染。皮质类固醇激素及其他免疫抑制药可引起机体免疫功能低下,导致食管和内脏的真菌感染。此外,硬皮病、贲门失弛缓症及食管癌也可因食管淤滞导致真菌的移生和感染。因此正确使用抗生素等药物是预防真菌性食管炎最有效的方法。

第二节　食管贲门失弛缓症

食管贲门失弛缓症又称为贲门痉挛,该症是由食管下端括约肌高压和吞咽时松弛不良,使食物入胃受阻。本病多发生于20～40岁,男女发病率相等。病因尚不明确,认为本病属神经源性疾病,食管壁内神经丛损害退行性变,植物神经功能失调,或血管活性肠肽在食管括约肌降低,致食管平滑肌张力增加,引起贲门失弛缓。

一、病因、发病机制与病理

病因尚不明确。研究发现本病时食管壁肌间神经丛和LES内神经节细胞变性、数量减少甚至完全消失,脑干背侧迷走神经核也呈类似表现,迷走神经干变性。LES压力明显增高,在吞咽后也不降低。同时,食管蠕动也发生障碍,变得弱且不协调,不能有效地推进食物。LES对胃泌素的敏感性增强,这可能与LES的去神经有关。

病理上,食管扩张,管壁变薄,黏膜常见炎性改变,有时可见溃疡。组织学检查食管壁肌间神经丛变性,神经节细胞减少或缺如。LES一般并不肥厚。

二、诊断

(一)临床表现

吞咽困难是常见最早出现的症状,早期呈间歇性,时轻时重,后期转为持续性,咽下固体和液体食物同样困难。常因情绪波动、进食过冷、过快或刺激性食物而诱发。可出现胸骨后及中上腹隐痛或剧痛,并可放射至胸背部、心前区和上肢,有时酷似心绞痛,常有食物反流,出现呕吐;呕吐物混有大量黏液和唾液,平卧时尤为明显。入睡后反流有时可并发吸入性肺炎。后期因食管极度扩张可引起干咳、气急、紫绀及声嘶等。可继发食管炎症,出现糜烂、溃疡以及出血等。

(二)实验室及辅助检查

1.X射线检查

食管扩张明显时,胸部X射线平片显示纵隔增宽,并可见液平面。吞钡检查,钡剂进入食管后不能顺利通过贲门。食管下端变细,呈漏斗状,亦有称鸟嘴状,边缘光滑。食管体部扩张,严重者因食管弯曲、延长而形成乙字状。X射线钡餐检查为本病的主要检查方法,并可与癌肿、食管裂孔疝以及反流性食管炎等其他疾病相鉴别。

2.食管测压

正常人吞咽后,食管体部出现由上向下传导的推进性蠕动波,同时LES完全松弛。贲门失弛缓症患者吞咽后,食管体部出现低幅同步收缩波,而非推进性的蠕动波;LES压力非但不降低,反而升高。食管内压高于胃内压力。食管测压可以在疾病的早期、X射线检查尚无典型改变之前就出现异常,具有早期诊断价值。

3.内镜检查

内镜检查可见食管体部扩张或弯曲变形,其内可存留有未消化的食物和液体。食管黏膜可有充血、糜烂。LES持续关闭,但镜身不难通过,以此可与器质性狭窄相鉴别。结合活组织检查,可以排除由食管癌或贲门癌所致者。

三、治疗

(一)内科疗法

1.一般治疗

少食多餐,避免进食过快及过冷、过热或刺激性食物,解除精神紧张,必要时可予以镇静剂。

2.药物治疗

发作时舌下含硝酸甘油 0.3～0.6 mg,或口服双环胺 30 mg,可使痉挛缓解;普鲁苯辛 20～40 mg 静滴,可促进食物排空;也可试用硝苯吡啶、苯哒嗪及前列腺素 E。

3.插管吸引

食管极度扩张者应每晚睡前行食管插管吸引。

(二)扩张治疗

用探条或囊式扩张器扩张,可缓解梗阻症状,但常需反复扩张。

(三)内镜下括约肌内注射

在食管下括约肌呈现玫瑰花环处,即鳞状细胞和柱状细胞连接处,用注射硬化剂治疗针注入含 20 U 肉毒杆菌毒素的盐水 1 mL,总量 80 U,术后当天稍候即可进食。

(四)手术治疗

内科治疗无效或食管下段重度收缩者,及并发良性狭窄或食管癌时,应采取手术治疗,常用食管贲门黏膜下肌层纵行切开术。

第三节 食管裂孔疝

食管裂孔疝是指胃和(或)其他组织脏器经过食管裂孔进入胸腔、纵隔。国外较为多见,其中以滑动型食管裂孔疝最多见,占食管裂孔疝的 95％以上;国内尚无详细统计资料。既往认为滑动型食管裂孔疝常伴有反流性食管炎,现已明确,有食管裂孔疝者不一定都有反流性食管炎,有反流性食管炎者仅 40％有食管裂孔疝。

一、病因

1.食管发育不全的先天因素。
2.食管裂孔部位结构如肌肉有萎缩或肌肉张力减弱。
3.长期腹腔压力增高的后天因素,如慢性肺部疾病。咳嗽可使胃体疝入膈肌之上而形成食管裂孔疝。
4.手术后裂孔疝,如胃上部或贲门部手术,破坏了正常的结构也可引起疝。
5.创伤性裂孔疝。

二、临床类型

非创伤性膈疝,其中以食管裂孔疝较为常见,且较为复杂,临床可分为四型:

(一)滑动型食管裂孔疝

滑动型食管裂孔疝最常见。食管裂孔肌肉张力减弱,食管裂孔口扩大,对贲门起固定作用的膈食管韧带和膈胃韧带松弛,使贲门和胃底部活动范围增大,在腹腔压力增高的情况下,贲门和胃底部经扩大的食管裂孔突入胸内纵隔,在腹腔压力降低时,疝入胸内的胃体可自行回纳至腹腔。文献报道滑动性食管裂孔疝发病率最高,占95%以上,多数无症状,有症状者多伴有反流性食管炎。

(二)食管旁疝

食管、胃及贲门保持原来位置,膈食管韧带薄弱,胃底经裂孔突入纵隔,疝囊多位于左侧,也有位于右侧者。进入疝囊的脏器一般是胃底或向右翻转的胃体连同大网膜和结肠疝入。食管旁疝是食管裂孔疝中较少见的一个类型,其发病率仅占食管裂孔疝的4%。食管旁疝合并反流性食管炎者极少。重症者多有潴留性胃炎、胃溃疡、胃壁受压坏疽、出血及贫血等症状。

(三)混合型食管裂孔疝

混合型食管裂孔疝是指滑动型食管裂孔疝与食管旁疝共同存在,也可视为滑动型食管裂孔疝晚期的结果。其特点是除胃食管结合部自腹腔滑入后纵隔外,胃底乃至主要的胃体小弯部每伴随裂孔的增大而上移。由于疝囊的扩大及疝入的内容物不断增加,可使肺和心脏受压产生不同程度的肺萎(缩)陷和心脏移位,若胃受压嵌顿,则易引起不同程度的消化道功能紊乱。

(四)短食管型食管裂孔疝

较少见,其特点是由于食管发育不全或由于反复炎症病变瘢痕收缩,导致贲门上移至纵隔,如滑疝,但手术时贲门不能纳回原来位置,而需用胃管成形或中间连接一段空肠或结肠。

三、临床表现

(一)疼痛

疼痛是常见的症状,部位多位于上腹部、剑突后,有时在胸骨切迹平面或在胸骨的左右侧。疼痛能放射到背部、肩部及颈部等处。疼痛的性质多为烧灼感或针刺样疼痛,有一定的规律性,多在夜间发作。平时在卧位、弯腰时常能引起严重的烧灼痛。

(二)烧心、嗳气及反胃

由于贲门关闭不全,致胃食管反流,引起胸骨后烧心、嗳气及反胃,这些症状与体位有明显关系,卧位时明显加重,立位时减轻。

(三)裂孔疝并发症引起的症状

吞咽困难多半是由于食管壁长期炎症、纤维化以及瘢痕形成后食管狭窄所导致。其特点为对流质或固体食物均有阻挡感觉。长期刺激可形成溃疡,甚至引起出血等。一旦疝囊发生嵌顿、狭窄及胃壁坏死等,则可出现急腹症的临床表现。

四、诊断

食管裂孔疝的诊断有时比较困难,特别是缺乏明显反流性食管炎症状时。有些轻微隐痛的症状常被忽视或误认为慢性胃炎、胆囊炎等迁延多年,得不到及时诊断。致使本病检出率明显低于实际发病率。因为食管裂孔疝的诊断常常是在有反流症状时才被揭示出来。

(一)X射线检查

X射线检查被视为诊断本病的主要手段和主要客观指标,如果具有下列征象则可确定诊断。

1.膈上左心缘处有大的液气平面"胃泡",侧位投影位于心后,吞钡后该液气平面中含有钡剂,是确诊食管裂孔疝的可靠依据。此种影像提示裂孔较大,多见于混合型疝或食管旁疝,而较小的滑动型疝则常回归膈下,不易为钡剂显示出来,需要采用一些特殊的体位和特殊的检查技术。

2.置患者于头低脚高位,左右前斜位,钡餐显示清楚,如有疝多可显示膈上的胃底或上移的贲门前庭,但需要与食管壶腹区别,此体位加压腹部有助于发现较小的疝;患者平卧出现颈反流是裂孔疝的一个间接指征;令患者取直立位吞钡后深吸气、闭气,如钡剂停留在食管远端,说明膈肌脚钳夹作用良好,无裂孔疝,如钡剂仍能快速入胃提示有疝的可能;食管变短、食管狭窄既是反流性食道炎的晚期征象,也是诊断食管裂孔疝的一个佐证。

(二)内镜检查

内镜检查有与X射线钡餐检查同等重要的价值,多数情况下两者不能互相替代,只能互相结合相互印证,才能提高诊断符合率。通过内镜检查,可以发现食管有无炎症、齿状线是否上移、食管实际长度、胃黏膜是否进入食管腔、食管黏膜是否垂入胃腔、贲门口的大小及反流情况等。而所有这些检查结果对诊断食管裂孔疝和(或)反流性食管炎均十分重要。

(三)食管压力测定

食管压力检查也是诊断本病的一个重要资料,以下情况对本病的诊断有重要参考价值:①食管裂孔疝的患者多在高压区近胃侧出现第二个高压区,是诊断本病的一个较为特异性指标;②单纯性食管裂孔疝时,食管运动紊乱不显著,LES张力多数正常,而有反流性食管炎时,LES张力下降,松弛时间延长,运动压减弱,S/G值<1.1。因而对两者的诊断、鉴别诊断有重要的参考意义;③食管裂孔疝还常并存其他疾病,其中胃排空障碍、腹内压增高等疾病与裂孔疝关系密切,通过食管测压可以明显地观察到胃内压力增高和LES压力相对增高的动态变化。

(四)食管酸反流试验

食管pH值测定、Berstein酸清除试验均有助于判断反流性食管炎及食管裂孔疝的存在。由于X射线及内镜技术的发展与普及,目前食管酸反流试验已少有采用。

五、治疗

(一)内科治疗

无症状的小裂孔疝一般不须治疗,症状轻微的裂孔疝先采用对症治疗。治疗对象为大型脱位的裂孔疝,有明显反流症状的裂孔疝和虽然尚无明显症状但可疑为旁疝者。

1.生活方式的改变

生活方式的改变包括抬高床头15~20 cm,减少食量,以高蛋白、低脂肪饮食为主,避免咖啡、巧克力、吸烟及饮酒等,特别应注意的是避免服用抑制食管及胃肠运动的药物,如抗胆碱能药物、钙通道阻滞剂、β受体兴奋剂、硝酸盐类药物及茶碱等。避免餐后平卧和在睡前2~3 h内进食,肥胖者尚需减轻体重。

2. 黏膜保护剂

硫糖铝为硫酸蔗糖的铝盐,以水调成糊状吞服,对保护食管黏膜最好,每次 1 g,每日 3～4次;盖胃平为一种藻酸盐类保护剂(alginate),质轻,与唾液及黏液共同形成浮游的黏液胶质层,成为阻止反流物作用的一个屏障,使食管黏膜免遭胃酸的侵袭;应用麦滋林、铋剂,也具有黏液保护作用。

3. 抑酸剂

抑酸剂可以缓解症状及愈合食管炎和溃疡。H_2 受体阻断剂如西咪替丁 200 mg,每日 3～4 次或雷尼替丁 150 mg,每日 2 次;质子泵抑制剂因其有效抑酸使 pH 值提高接近中性,有利于炎症及溃疡愈合,其治疗效果优于 H_2 受体阻断剂,常用剂量为奥美拉唑 20 mg,每日 1次,重症病例可增加至每日 40 mg。

4. 改善 LES 功能状态

胃复安因其对中枢性多巴胺受体有阻滞作用,已很少应用,多潘立酮(domperidone,商品名吗丁啉)为周围性多巴胺受体拮抗剂,可增加胃排空,但对食管下段运动改变 LES 的张力影响不大,常用 10 mg,每日 3 次;西沙必利(cisapride)因其选择性地作用于胆碱能神经元和肌间神经丛运动神经元上的 5-HT$_4$ 受体,使之释放乙酰胆碱,可增加 LES 张力,加快胃排空,常用 5～10 mg,每日 3 次。与 H_2 受体阻断剂或质子泵抑制剂合用效果更佳。

(二)外科治疗

内科治疗无效者可考虑外科手术治疗。

1. 手术适应证

①食管裂孔疝合并反流性食管炎,内科治疗效果不佳者;②食管裂孔疝同时存在幽门梗阻、十二指肠淤积者;③食管裂孔旁疝或巨大裂孔疝者;④食管裂孔疝可疑癌变者。

2. 手术原则

①复位疝内容物;②修补松弛薄弱的食管裂孔;③防治胃食管反流;④保持胃流出道通畅;⑤兼治并存的疾病及并发症。

六、预后

手术后 90% 病例感到效果良好,但 10% 仍有或复发反流。如能将下食管括约肌静息压增加 10 mmHg,则症状大多能获缓解。症状的复发比解剖的复发多见。解剖的复发多是因为起初的修补不满意,或因食管过短、贲门食管交界处的固定点张力过大,或因年老、肌肉纤维组织薄弱等所致。

第四节　Barrett 食管

Barrett 食管(Barrett esophagus,BE)是指食管远端正常的复层鳞状上皮被单层柱状上皮所替代的病理现象。Barrett 溃疡系 Barrett 食管发生类似胃的消化性溃疡称为食管消化性溃疡。

1950 年,Norman Barrett 首先观察到此种现象,因此得名又称 Barrett 病。其确切发病率至今尚不清楚,BE 多见于 45 岁以上成人,男女之比为 4∶1。根据食管远端柱状上皮覆盖的长度可将 BE 分为不短于 3 cm 的长段型和短于 3 cm 的短段型。

近年来,BE 之所以备受人们关注,是因为其与食管腺癌的发生密切相关,Barrett 食管是食管腺癌的主要癌前病变。研究报道 BE 的癌变率约为每年 1/104 人,较一般人群高 30~125 倍,80％的食管腺癌发生于 BE,而 40％的食管-胃交界处腺癌与 BE 有关。

一、病因及发病机制

Barrett 食管的柱状上皮形成可分为先天性和后天获得性两种。前者系由于来源于前肠的胚胎食管柱状上皮未被鳞状上皮全部取代而形成,鳞状化不全可发生于食管的任何部位,以食管中下段常见;后者则主要与胃食管反流(GER)有关,多见于食管下段。

目前认为,凡能引起胃食管反流病的原因都可以成为 BE 的病因,包括胃酸、胃蛋白酶、十二指肠液、胆汁反流和食管下端括约肌(LES)压力降低等。研究表明,上述反流液的各种成分均可造成食管下段黏膜发生炎症或形成溃疡,在损伤修复过程中,多能干细胞发生分化,以适应局部的环境变化,由耐酸的柱状上皮取代了鳞状上皮,从而形成 BE。然而并非所有胃食管反流患者均发生 BE,一般认为,反流发生得越早,持续时间越长或合并其他并发症(包括食管炎、狭窄及溃疡)者越易发生 BE。

此外,其他一些引起反流的因素如硬皮病、失弛缓症、胃切除术后、吸烟以及饮酒等亦与BE 的发生有关。近来有学者认为食管幽门螺杆菌(HP)感染与 BE 的发生也有关系,BE 患者HP 感染率可达 51％,而单纯反流组仅为 8.3％。但也有研究发现在 BE 部位未能检出 HP,而且还认为 HP 感染可保护机体不发生 BE。因此 BE 与 HP 感染的关系尚待进一步研究。

二、病理

BE 的主要病理特点是柱状上皮从胃向上延伸到食管下段 1/3~1/2,多限于食管下段6 cm 以内,而黏膜下层及肌层结构正常,其柱状上皮有三种组织学类型。

(一)胃底腺型(完全胃化生)

类似胃底胃体上皮,含有小凹和黏液腺,具有主细胞及壁细胞,能够分泌胃酸和胃蛋白酶原,但与正常黏膜相比,这些腺体稀少且短小。

(二)胃贲门交界型(不完全胃化生)

以贲门黏液腺为特征,表面有小凹和绒毛,小凹及腺体表面由分泌黏液的细胞所覆盖,其中缺乏主细胞和壁细胞。

(三)特殊型柱状上皮(不完全肠化生)

类似于小肠上皮,表面有绒毛及陷窝,由柱状细胞和杯状细胞组成。柱状细胞与正常小肠吸收细胞不同,无明确的刷状缘,胞浆顶端含有糖蛋白分泌颗粒,不具备脂肪吸收功能,此型最常见。

Barrett 食管可形成溃疡,又称为 Barrett 溃疡,被认为是食管腺癌的癌前病变。BE 溃疡较深陷,故容易穿孔。如溃疡穿透食管壁,可并发胸膜和纵隔化脓感染或纵隔组织纤维化和周围淋巴结炎。

三、临床表现

Barrett 食管本身无症状,当呈现 Barrett 食管炎、溃疡、狭窄以及癌变等时,才出现相应的临床症状。主要症状为非心源性胸骨后疼痛、吞咽困难、反酸、烧心、嗳气及呕吐,反流物误入呼吸道发生夜间阵发性呛咳、窒息及肺部感染等,当出现食管狭窄时,突出的症状为咽下困难,可并发上消化道出血、穿孔,特殊型 Barrett 上皮易发生癌变。癌变率为 2.5%～41%,平均为 10%。癌变与化生上皮本身处于不稳定状态,如细胞动力学表现上皮增殖周期加快;Barrett 上皮与肿瘤组织的酶学特征相同如鸟氨酸脱羧酶活性处于高水平;上皮细胞黏液组织学的改变;超微结构中其上皮核结构的异型性变化等有关。

四、诊断

本病的诊断主要根据内镜和食管黏膜活检。

(一)内镜检查

内镜检查系诊断本病的可靠手段。内镜下较易确认 Barrett 黏膜,正常食管黏膜为粉红带灰白,而柱状上皮似胃黏膜为橘红色,两者有显著差异。内镜下 BE 可分为以下三型。

1. 全周型

红色黏膜向食管延伸累及全周,与胃黏膜无明显界限,其游离缘距食管下括约肌 3 cm 以上。

2. 岛型

齿状线 1 cm 处以上出现斑片状红色黏膜。

3. 舌型

与齿状线相连,伸向食管呈半岛状。在 Barrett 上皮可以出现充血、水肿、糜烂或溃疡,反复不愈的溃疡可导致食管狭窄。

(二)组织学检查

BE 的确诊要依赖于组织学活检,因此内镜检查时取材的部位和深度非常重要,在食管下端括约肌上方根据 BE 黏膜的特殊色泽取材。对于长段 BE,每隔 2 cm 取材 1 次,短段 BE 则沿周径局部取材几次。近年随着多种辅助手段的应用,使组织取材更为准确和方便,BE 诊断的准确率明显提高。使用普鲁士蓝、复方卢戈液、靛卡红及紫罗兰晶体局部黏膜喷洒,可确定特异性柱状上皮及异型增生,敏感性为 70%～95%,且价廉、方便。

(三)其他检查

采用高分辨率的腔内超声扫描(HRES)检测食管黏膜变化,超声下 BE 表现为黏膜第 2 低回声层比第 1 高回声层厚,且与病理诊断相关性好。此外,放大内镜、荧光分光镜及弹性散射分光镜等也都利于 BE 诊断。

五、癌变监测

Barrett 食管 BE 发展成腺癌的机制仍不明确,因此,对 BE 患者动态监测十分重要。费用-效果研究推荐,每 2 年复查 1 次内镜。对活检显示轻度异型增生者可继续内科治疗,并每 3～6 个月作 1 次胃镜检查,如活检显示重度异型增生,应在 2 周内复查胃镜,如仍显示为重度异型增生或有黏膜内癌,应及时手术治疗。

除了内镜外,还可应用一些酶学或分子生物学指标帮助监测病情变化,以便早期治疗。使用流式细胞技术测定细胞核 DNA 含量变化,若发现细胞染色质显示非整倍体或四倍体时,提示 BE 合并异型增生或腺癌;在轻度异型增生患者中,如 P53 阳性,则可能进一步发生重度异型增生或腺癌;CD95 是细胞膜蛋白神经生长因子家族的一员,免疫组化染色时,BE 黏膜显示在上皮细胞膜上有着色,而腺癌则在细胞质中显色;端粒酶、COX-2、bcl-2 和 fas 表达增加,上皮钙黏蛋白表达降低都与 BE 的发生、发展有关。

六、治疗

BE 治疗的目的是缓解和消除症状,逆转食管柱状上皮为鳞状上皮,预防和治疗并发症,降低食管腺癌的发病率。

(一)一般治疗
宜进食易于消化的食物,避免诱发症状的体位和食用有刺激性食物,超重者应减肥。

(二)药物治疗
1. 质子泵抑制剂(PPI)

PPI 为内科治疗首选药物,剂量宜较大,如奥美拉唑(洛赛克)20～40 mg,每日 2 次口服,症状控制后以小剂量维持治疗,疗程半年以上。有证据表明,PPI 长期治疗后可缩短 Barrett 黏膜长度,部分病例 BE 黏膜上有鳞状上皮覆盖,提示 PPI 能使 BE 部分逆转,但很难达到完全逆转。PPI 治疗还可使 BE 中肠化生及异型增生消退,表明 PPI 可阻止 BE 病情发展,增加鳞状上皮逆转的机会,减少恶性变的危险。

2. 促动力药(多潘立酮,西沙必利等)

此类药物能减少胃食管反流,控制症状,但疗程较长。如多潘立酮 10～20 mg,每日 3～4 次,常与 PPI 同时应用,以增加疗效。

3. 其他

如硫糖铝、思密达等黏膜保护剂也有一定疗效,可改善症状,与 PPI 合用效果更佳。

(三)内镜治疗
随着内镜治疗技术的发展,近年来内镜下消融治疗(endoscopic ablation therapies,EATs)已应用于临床。

EATs 可分为热消融、化学消融和机械消融三大类。热消融又包括多极电凝术(MPEC)、氩光凝固法(APC)及激光(KTP、YAG 等)。化学消融主要指光动力学治疗(PDT),其基本原理为先将光敏剂如血紫质等静脉注射使其定位于食管的化生或异型增生或腺癌上皮,通过非热力的光化学反应而致局部组织坏死。本方法的缺点是可引起皮肤光变态反应。最近有报道应用特异性强的无皮肤光敏的 5-氨基乙酰丙酸(ALA)治疗伴有异型增生或黏膜内癌的病例,可使不典型增生 100% 消失,黏膜内癌治愈率为 72%,平均随访 9 个月。机械消融则在内镜下运用萃吸、切除等方法。

EATs 加 PPI 抑酸治疗是目前治疗 BE 及 BE 伴异型增生的有效方法,使 BE 上皮消失或逆转为鳞状上皮,疗效可达 70%～100%,并发症发生率较低。但 EATs 使用时间不长,病例数不多,随访时间较短,其疗效还需时间检验,而且对化生上皮逆转后能否降低腺癌发生率尚待进一步评价。

有明显食管狭窄者可进行食管探条或球囊扩张术,但其疗效较短暂,可能需多次扩张。

(四)外科治疗
手术适应证为:①BE 伴严重的症状性反流,内科治疗无效;②食管狭窄经扩张治疗无效;③难治性溃疡;④重度异型增生或癌变。

参考文献

[1]闫惠平,贾继东.自身免疫性肝脏疾病 2018 版[M].北京:人民卫生出版社,2018.

[2]靳迎春,赵金,周津.上消化道早期癌癌前病变患者应用内镜下黏膜剥离术治疗的效果观察[J].河北医学,2020,26(08):1338-1343.

[3]黄爱民.消化系统 基础与临床 第 2 版[M].北京:北京大学医学出版社,2019.

[4]卜爱,杜姗.艾司奥美拉唑镁肠溶片治疗幽门螺杆菌相关性胃溃疡临床研究[J].陕西医学杂志,2019(10):1381-1383.

[5]宫健康,谢发平,王凯等.瑞巴派特联合益生菌辅助标准四联疗法对 Hp 相关性十二指肠溃疡患者的疗效研究[J].实用药物与临床,2019(07):719-722.

[6](美)Dennis L. Kasper.哈里森胃肠病学与肝病学 第 3 版 英文版[M].北京:北京联合出版公司,2018.

[7]王贵海,张越.奥美拉唑肠溶片与复方嗜酸乳杆菌片联合用药治疗急性肠胃炎的疗效评价[J].世界复合医学,2019,5(12):171-173.

[8]韩英.实用临床药物治疗学 消化系统疾病 翻译版[M].北京:人民卫生出版社,2020.

[9]黄鑫,林海燕,高鹏等.恩替卡韦联合异甘草酸镁注射液对慢性乙型肝炎患者血清 IL-2、IL-10、IL-17、MIF 及外周血 T 细胞亚群水平的影响[J].现代生物医学进展,2018(06):1120-1123+1059.

[10]李德爱,陈强,游洁玉等.儿科消化系统疾病药物治疗学[M].北京:人民卫生出版社,2019.

[11]王莹.三种药物联合治疗功能性消化不良的临床研究[J].深圳中西医结合杂志,2020,30(02):157-158.

[12]王子卫,梅浙川.消化系统疾病[M].北京:人民卫生出版社,2018.

[13]刘沁雨,常越,张青等.高尔基体蛋白 73 对抗病毒治疗慢性乙型肝炎患者代偿期肝硬化的诊断价值[J].解放军医药杂志,2020(03):86-91.

[14]陈旻湖.消化系统疑难疾病诊疗思维及病例解析[M].北京:人民卫生出版社,2019.

[15]王学祥,刘新群,王正茂.肝宁片联合异甘草酸镁治疗慢性病毒性肝炎的临床研究[J].现代药物与临床,2018(05):1097-1100.

[16]鲁春燕,张建娜.消化系统疾病治疗药物处方集[M].北京:人民卫生出版社,2019.

[17]周礼生.奥曲肽不同给药方法治疗急性胰腺炎的临床效果及安全性分析[J].临床合理用药杂志,2019(08):45-46.

［18］刘瑞宝.消化系统疾病介入治疗［M］.北京：人民卫生出版社,2020.

［19］施嫣红,汤茂春,王俊珊等.肠内营养联合英夫利昔单抗治疗成人克罗恩病的随机对照研究［J］.同济大学学报（医学版）,2020(01)：51-56.

［20］丁彦青,张庆玲.消化系统疾病［M］.北京：人民卫生出版社,2020.